そのままつかえる
照会状の書き方

抜歯・インプラント・歯科小手術・歯周外科など観血的手術に対応

矢郷 香／片倉 朗／飯嶋 睦／朝波惣一郎

クインテッセンス出版株式会社　2013

Tokyo, Berlin, Chicago, London, Paris, Barcelona, Istanbul, Milano, São Paulo, Moscow, Prague, Warsaw,
Delhi, Beijing, Bucharest, and Singapore

刊行にあたって

　超高齢社会である日本では、高血圧や糖尿病などの何らかの疾患を持ついわゆる有病者患者の歯科受診が増加しています。抜歯や歯科インプラント手術などの歯科外科処置の際には、全身的な合併症を起こさないためにも術前、医師との連携は欠かせません。平成6年には「診療情報提供料」という項目が設定され、患者の基礎疾患に関する問い合わせ書類である照会状に対して保険請求ができるようになりました。しかし実際、医師に照会するとき、どのような照会状を書けばいいのか悩む歯科医師が多いのではないかと思います。主治医から必要な情報を得て、安全な歯科治療を行うためにも照会状の書き方が重要です。

　本書は、歯科臨床で遭遇する機会の多い疾患に対して、疾患別に照会のポイントとキーワードを挙げ、具体的な照会状例、手術の問題点と注意事項を記載しました。照会状の書き方が全くわからない先生はそのまま例文のとおりの文章を参考にしていただくことができます。

　また医師との連携をとるためには、歯科医師も対象となる疾患について十分な医学的知識が必要です。医師の返書を理解するためにも、各疾患に対する概要とより詳しく知りたい方には資料を添付しました。単なる照会状の書き方の本ではなく、各疾患に対する解説もしています。医療技術や治療法も日々進歩し、近年、各疾患に対して、各学会が治療や予防に関するガイドラインを作成しています。各疾患のガイドラインの概要を知っておくことはスムーズな医療連携を行うためにも重要です。また医師の立場から、各疾患に対して、歯科治療にあたりこれだけは知っておくべき点や注意してほしい点などのコメントを東京女子医科大学の医師である飯嶋睦先生にご執筆いただきました。

　医療連携が叫ばれるなか、有病者の患者さんに安全な歯科治療を行うため、チェアーサイドに1冊あると便利な本となるように配慮しましたので、臨床にお役立ていただければ幸いです。

　執筆にあたりアドバイスをいただいた山王メディカルセンター循環器内科の古川佳子先生、イラストでご協力をいただいた川崎市立川崎病院歯科口腔外科の軽部健史先生に深謝致します。

　最後に、今回の機会を与えていただいたクインテッセンス出版の佐々木一高社長および玉手一成氏に感謝致します。

2013年6月

筆者を代表して　矢郷 香

不適切な照会状

照会状

照会先医療機関　　　　　　　　　　　　　　　　　　平成25年5月8日
　○○○○医院
　内科　　○○○○先生

　　　　　　　　　　　　　　　　　　　　　○○総合病院歯科口腔外科
　　　　　　　　　　　　　　　　　　　〒000-000　○○県○○市○○町1-1
　　　　　　　　　　　　　　　　　　　　　　　電話　0000-00-0000
　　　　　　　　　　　　　　　　　　　　　　　歯科医師　○○○○　印

ご多忙中恐れ入りますが、下記の患者につきお伺い申し上げます。

ふりがな 患者氏名	殿	性別：
生年月日	年　月　日（　歳）	職業：
病名(主訴)	⌊4 5 6　P	

照会目的
　平素より大変お世話になっております。
　患者は上記病名につき抜歯依頼で当科に紹介受診されました。
　全身既往につき貴院にて服薬加療中とのことですが、現在の全身状態より
抜歯の可否につきましてご教授いただけましたら幸いです。
　お忙しいところ大変恐縮ですが、よろしくお願いいたします。

現在の処方

不適切な箇所

①病名記載の不備

「P」など歯科特有の略語の記載だと先方の医師は理解できない。歯科病名は歯周炎、う蝕などわかりやすい表記にして、合わせて医師に照会したい疾患の病名(高血圧、糖尿病など)の記載が必要である。

②照会目的が不明確

複数の既往歴がありそれぞれに主治医がいる場合がある。したがって本書で問い合わせる内容を最初に明確に記載する必要がある。

そのうえで、歯科でいつ、どのような処置を行うかを具体的に記載し、その際の患者管理に必要な情報の提供を求める。

③処置実施の判断は歯科医師自身

予定する処置を実施するか否かの判断は、照会先の医師に委ねるものではなく、基本的に治療を担当する歯科医師自身が行うものである。

術者の経験、技能、診療室の設備などより行うことが可能かどうかは異なってくる。

もちろん医師から病状や治療の経過から現状において歯科での処置を控えてほしい旨の記載があればそれを回避して他の方法で対処することが必要となる。

適切な照会状

照会状

照会先医療機関　　　　　　　　　　平成25年5月8日
○○○○医院
内科　　○○○○[1]先生

　　　　　　　　　　○○総合病院歯科口腔外科
　　　　　　　　　　〒000-000　○○県○○市○○町1-1
　　　　　　　　　　電話　0000-00-0000
　　　　　　　　　　歯科医師　○○○○　印

ご多忙中恐れ入りますが、下記の患者につきお伺い申し上げます。

ふりがな 患者氏名　　　　殿	性別：
生年月日　　年　月　日（　歳）	職業：
病名（主訴）　下顎前歯部　重度歯周炎[2]	

照会目的

　平素より大変お世話になっております。
　上記診断下に、抜歯術を予定している患者様です。
　脳梗塞の既往があり貴院にて加療中と伺いました。
　つきましては、現在の病状、貴院での治療内容、抗血栓薬使用の有無、抜歯時における貴科的注意事項[3]などございましたらご教授いただければ幸いに存じます。
　なお、抜歯は2％キシロカイン（1/8万エピネフリン添加）局所麻酔下に行い、手術時間も短く、出血量も少量なため、抗凝固薬、抗血小板薬継続下で処置可能と考えております[4]。
　お忙しいところ恐縮ですが、よろしくお願い致します。

現在の処方

照会のポイント

1. **宛名**
   主治医の宛名は姓だけではなく、姓名を書くのが礼儀である。姓名が患者に聞いてもわからないときは「ご担当先生」と記載する

2. **病名**
   「P、C、Pul、Per」などの保険請求の際の病名だと、先方の医師は理解できない。したがって歯科特有の専門用語は避け、「むし歯、歯周炎」など一般的にわかりやすい病名を記載する。また歯式を記載しても医師がどこの歯なのかわからないことが多いため、「下顎前歯部」などとわかりやすいように書く

3. **照会目的**
   「脳梗塞」と「糖尿病」など複数の疾患を合併している際には、それぞれに主治医がいる場合がある。したがって、「脳梗塞」では抗血栓薬使用の有無など、「糖尿病」では「HbA1c」と本照会状で問い合わせる内容を最初に明確に記載し、患者管理に必要な情報の提供を求める

4. **歯科での治療内容**
   どれだけの侵襲度の処置なのか医師はわからないので、歯科でいつ、どのような処置を行うかを具体的に記載する

Contents

不適切な照会状 4
適切な照会状 5

CHAPTER 1 循環器系疾患

高血圧症 10
虚血性心疾患（狭心症・心筋梗塞） 17
心不全 23
心臓弁膜症・人工弁置換術 27
不整脈 31

CHAPTER 2 脳神経系疾患

脳卒中（脳血管障害） 38
パーキンソン病 43
てんかん 46
認知症 48

CHAPTER 3 呼吸器系疾患

気管支喘息 52
慢性閉塞性肺疾患 54

CHAPTER 4 代謝性疾患

糖尿病 58
骨粗鬆症 63
甲状腺疾患（甲状腺機能亢進症・甲状腺機能低下症） 67

CHAPTER 5 消化器系疾患

肝硬変 72
胃・十二指腸潰瘍 74

CHAPTER 6 腎疾患

ネフローゼ症候群 78
人工透析 80

CHAPTER 7　血液疾患

- 貧血 ······································· 84
- 白血病 ····································· 86
- 血友病 ····································· 88
- 多発性骨髄腫 ······························· 90
- 血小板減少性紫斑病 ························· 92

CHAPTER 8　感染症

- B型・C型肝炎 ······························· 96
- 梅毒 ······································· 99
- エイズ ···································· 102
- 肺結核 ···································· 104

CHAPTER 9　精神疾患

- うつ病 ···································· 108
- 統合失調症 ································ 110

CHAPTER 10　免疫・アレルギー疾患

- 関節リウマチ ······························ 114
- 全身性エリテマトーデス ···················· 116
- アレルギー疾患 ···························· 119

CHAPTER 11　がん

- がん ······································ 122

CHAPTER 12　その他

- 妊産婦 ···································· 126
- 抗血栓薬服用患者（抗凝固薬・抗血小板薬） ·· 129
- 骨吸収抑制薬投与患者 ······················ 136

CHAPTER

循環器系疾患

CHAPTER 1 循環器系疾患

高血圧症 hypertension (HT)

疾患について

　本邦の高血圧患者は、約4,000万人にのぼり、その約90％が原因不明の本態性高血圧症である（表1）。成人では、120/80mmHg未満を正常血圧とし、収縮期血圧が130-139mmHgかつ／または拡張期血圧80-89mmHgを高値血圧とし、高血圧をⅠ度〜Ⅲ度に分類している（表2）。診察室で測定した血圧（診察室血圧）と家庭で測定した血圧（家庭血圧）は必ずしも一致しないので、家庭血圧や24時間血圧測定による評価が行われている（図1）。いつもは血圧が正常なのに、診察室で白衣姿の医師をみて緊張し血圧が上がってしまう場合（白衣高血圧）や逆に診療室血圧が正常であるのに診療室以外では高血圧である場合（仮面高血圧）もある。血圧は心拍出量（循環血液量、心拍数、心収縮力）と全末梢抵抗（血管径、動脈壁の弾性、血液の粘性など）により変動する（図2）。血圧が高くかつ糖尿病や肥満などの危険因子や脳卒中、心不全、虚血性心疾患（狭心症・心筋梗塞）、慢性腎臓病、網膜の浮腫などの臓器障害を伴っている場合には重症の高血圧症である（表3、4）。歯科と関連する降圧薬の副作用には、歯肉増殖、舌や顔面の浮腫、口渇、味覚異常がある（図3）。

照会状の書き方例

抜歯編

　虫歯にて近日中に抜歯予定です。現在、貴院にて高血圧で治療中ですが、血圧のコントロール状態[1]、投薬内容[2]、糖尿病などの合併症の有無、併用薬[3]などお知らせいただければ幸いです。

　抜歯本数は2本で、約30分の処置です。歯肉に切開を加え、一部骨を削除するなどやや侵襲の大きい処置です[4]。抜歯時、2％キシロカイン（1/8万エピネフリン添加）を1.8mL使用予定ですが、エピネフリン使用に関しては問題ないでしょうか[5]。術中ストレスにより血圧が上昇することも予測されます。

　抜歯にあたり何か注意事項などございましたら、ご教示下さい。

　ご多忙のところ恐れ入りますが、よろしくお願い致します。

インプラント編

　○月○日に、下顎の歯科インプラント埋入手術を予定しています。現在、貴院にて高血圧で治療中ですが、血圧のコントロール状態[1]、投薬内容[2]、糖尿病などの合併症の有無、併用薬[3]などお知らせいただければ幸いです。本日、当院で血圧測定したところ、165/90と血圧が高く、15分後に再測定しましたが150/85でした。手術にあたり、血圧のコントロールをお願い

照会のポイント

1. 血圧のコントロール状態
   血圧のコントロールが良好であるか確認する。不良の場合は歯科処置を延期する
2. 降圧薬の種類・量（表5）
   高血圧が重症になるほど2種類以上の降圧薬を服用している場合や量も多い場合がある
3. 合併症の有無、併用薬の有無
   糖尿病や心筋梗塞などを合併している場合にはリスクが高い。周術期のリスク評価を行う（表4）。抗血栓薬を服用している場合があるので注意する
4. 歯科処置内容
   医師は歯科処置について詳しく知らないので、手術の侵襲度を担当医に知らせる
5. エピネフリン添加局所麻酔薬使用の可否
   医師は歯科で使用する局所麻酔薬について詳しく知らないので、薬剤名とともにエピネフリンの濃度と使用量も記載する

致します。

　手術は、歯肉に切開を加え、顎骨にドリルで穴を開けチタン製のインプラントを2本埋入致します。抜歯と同程度の侵襲で、手術時間は30分〜1時間です[4]。2％キシロカイン（1/8万エピネフリン添加）を1.8mL使用予定ですが、エピネフリン使用に関しては問題ないでしょうか[5]。術中ストレスにより血圧が上昇することも予測されます。

　インプラント手術にあたり、何か注意事項などございましたら、ご教示下さい。

　ご多忙のところ恐れ入りますが、よろしくお願い致します。

キーワード
❶診療室血圧と家庭血圧／❷Ⅰ度〜Ⅲ度高血圧症／❸血圧のコントロール、治療目標／❹高血圧緊急症

手術の問題点

❶血圧の変動

　手術をするという恐怖、不安などの精神的ストレス、術中の痛み、エピネフリン添加局所麻酔薬の過量投与などにより血圧は上昇する。歯科診療室で白衣高血圧の患者に遭遇する割合は高いので、持続高血圧患者なのかどうかを医師に判定してもらう必要がある。高齢者は血圧が変動しやすく、急激な血圧低下は脳梗塞や心筋梗塞を引き起こす危険がある。

❷合併症

　脳、心臓、腎臓、血管に合併症を有している場合があり（表3、4）、降圧薬の他に抗血栓薬などを服用していることがある。抗血栓薬を服用している場合には出血に注意する（抗血栓薬服用患者、129頁を参照）。

❸高血圧緊急症および切迫症

　血圧が異常に高く（多くは180/120mmHg以上）なり、脳、心、腎、大血管などの臓器に急性の障害が生じて進行している状態が高血圧緊急症である。一方、高度の高血圧があるが、臓器障害の急速な進行がない場合が切迫症である。歯科外科処置中に血圧が上昇し脳卒中、急性冠症候群（急性心筋梗塞、不安定狭心症）などを発症する危険があるので、頭痛、気分不快感、悪心・嘔吐、めまい、胸痛、呼吸困難、冷汗、不穏などが起きたら注意する。

手術時の注意事項

❶降圧薬服用の確認

　処置当日も降圧薬を内服することを指導する。

❷手術は血圧の安定した時間に行う。

　午前中の方が、血圧が安定していることと降圧薬の服用が朝1回処方されることが多いので外科処置は午前に行うのが望ましい。

❸血圧の測定と手術の可否

　血圧のコントロールが良好との返書がきても、抜歯開始前に血圧を測定し、処置が可能か確認する。血圧は変動し、家庭での測定値よりも、

緊張などにより診察室で測定する血圧が高くなることがある。高値の場合には、深呼吸をさせ落ち着かせ5〜10分後に再度測定する。数回測定しても高い場合には、処置は延期し主治医に対診する。当日の血圧が180/110mmHg以上であれば抜歯などの外科処置は中止する。

❹精神的ストレスの緩和

歯科治療に対する不安・緊張により血圧が高くなるので、声かけして不安や緊張を和らげる。不安が強い場合には精神安定薬の投与、笑気吸入鎮静法、静脈内鎮静法を考慮する。

❺無痛的歯科治療を心がける。

❻リスクの高い高血圧症では、血圧、心電図のモニタリングを行う。

血圧が上昇した場合

＜原因＞痛み―局所麻酔を十分奏功させる。
　　　　尿意―膀胱に尿が充満していると血圧が上昇することがあるので、手術前に排尿させる。

❼エピネフリン含有局所麻酔薬の量に注意する。

中等リスク群以下のものでは、エピネフリン40μgまでは比較的安全に使用できる（1/8万エピネフリン添加リドカイン1.8mLは22.5μg含有／表6）。一般的にはカートリッジ1本分のエピネフリン含有局所麻酔薬の使用は、循環器系に大きな影響を及ぼさないとされる。

❽起立性低血圧

降圧薬を服用している場合、急に立ち上がったり、デンタルチェアを急に起こしたりした場合に起立性低血圧を起こすことがあるので急な体位変換に注意する。

❾急激な血圧上昇の場合は直ちに歯科治療を中断する。

・収縮期血圧が180mmHg以上、拡張期血圧が110mmHg以上と血圧が上昇し、頭痛、嘔気・嘔吐、動悸、胸痛などの症状を認めた場合には直ちに歯科治療を中断する。

・酸素吸入（流量3〜6L/分）

・降圧薬の投与

血圧上昇が持続する場合、血圧モニターを行いながら、作用発現が比較的速い短時間作用型のカルシウム拮抗薬（ニカルジピンなど）を静脈投与する。急激に血圧を下げないようにし、平均血圧で20〜25％にとどめる。

ニフェジピン（アダラート®）の舌下投与は急激な血圧低下を引き起こす危険があるので用いない。

・緊急対応しても症状に改善がない場合や意識混濁を認める場合には直ちに緊急搬送する。

❿後出血に対する配慮

血圧が高いと抜歯後出血をきたす可能性があるので、必要に応じて抜歯窩に吸収性ゼラチンスポンジなどの局所止血剤を使用し縫合処置を行う。痛みがある場合も血圧が上がるので、あまりがまんせず鎮痛薬を服用してもらう。

内科医からのコメント

高血圧は収縮期血圧140mmHg/拡張期血圧90mmHg以上とされ、日本人に最も多い生活習慣病である。治療目標は、家庭血圧と診察室血圧、年齢（若年・中年者と高齢者）、心筋梗塞、糖尿病、慢性腎臓病、脳血管障害などの合併疾患により異なる。血圧は緊張、疼痛、気温、時間帯などで変動するため、血圧良好な患者においても歯科治療中に血圧が上昇することがある。歯科治療開始前の血圧を確認し、治療中は患者に家庭血圧測定を指導し、血圧の変動に留意する。血圧上昇時には血圧が安定するまで仰臥位で安静を保つ。なお、歯科用エピネフリン含有局所麻酔は使用可能であるが、使用量に注意する。

表1　高血圧の種類

本態性高血圧
　原因不明の高血圧で、高血圧症の約90％を占める。複数の遺伝因子と環境因子（肥満、喫煙、塩分の過剰摂取など）によって発症する
二次性高血圧
　原因がわかっている高血圧。若年者に多い
①腎性高血圧
　・腎実質性（慢性糸球体腎炎、慢性腎盂腎炎などに伴う高血圧）
　・腎血管性（腎動脈の狭窄や閉塞による高血圧）
　腎臓はNa、水の排泄、昇圧物質（レニン）、降圧物質（カリクレイン、プロスタグランジン）の分泌により血圧を調節している。腎不全患者では調節障害が起き、高血圧を認めることが多い。二次性高血圧で最も多い

②内分泌性高血圧
　甲状腺機能亢進症（甲状腺ホルモンによる）
　甲状腺機能低下症
　原発性アルドステロン症（アルドステロンによる）
　褐色細胞腫（カテコラミンによる）
　クッシング症候群（コルチゾールによる）
　先端巨大症
③血管性（脈管性）
　大動脈炎症候群、全身性強皮症、大動脈弁閉鎖不全症など
④脳・中枢神経系疾患による
　脳腫瘍、脳梗塞など
⑤薬剤誘発性
　非ステロイド性抗炎症薬、副腎皮質ステロイド、エストロゲン、漢方薬など

表2　成人における血圧値の分類（高血圧治療ガイドライン2019より）

分類	診察室血圧(mmHg) 収縮期血圧		拡張期血圧	家庭血圧(mmHg) 収縮期血圧		拡張期血圧
正常血圧	＜120	かつ	＜80	＜115	かつ	＜75
正常高値血圧	120-129	かつ	＜80	115-124	かつ	＜75
高値血圧	130-139	かつ／または	80-89	125-134	かつ／または	75-84
Ⅰ度高血圧	140-159	かつ／または	90-99	135-144	かつ／または	85-89
Ⅱ度高血圧	160-179	かつ／または	100-109	145-159	かつ／または	90-99
Ⅲ度高血圧	≧180	かつ／または	≧110	≧160	かつ／または	≧110
（孤立性）収縮期高血圧	≧140	かつ	＜90	≧135	かつ	＜85

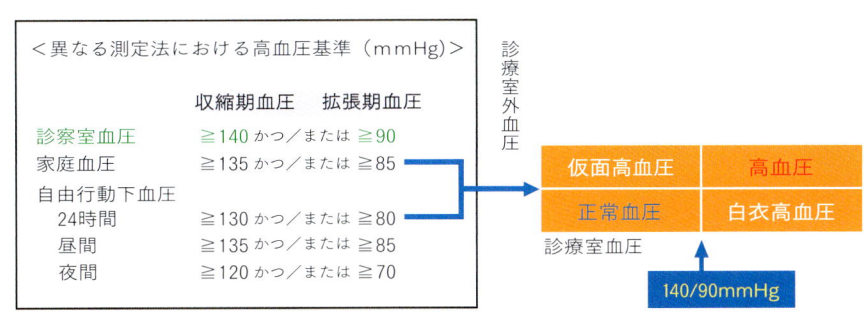

図1　高血圧基準値と白衣高血圧症、仮面高血圧症。
・高血圧基準値は、診療室血圧、家庭血圧、24時間自由行動下血圧で異なる。
　　診療室血圧値が140/90mmHg以上、家庭血圧値が135/85mmHg以上、24時間自由行動下血圧値が130/80mmHg以上の場合「高血圧」とする。
・白衣高血圧：未治療者において、診察室血圧が高血圧であるのに診察室外血圧が正常血圧の状態を白衣高血圧といい、診察室で高血圧とされる患者の15～30％にみられる。
　　高血圧者（治療中を含む）で、診療室での血圧がそれ以外の環境に比べて高い場合を白衣現象という。
・仮面高血圧：診察室血圧が正常であるのに、診察室外では高血圧である状態。臓器合併症が存在する場合が多い。

CHAPTER 1 循環器系疾患

図2 血圧上昇の要因。

血圧は、**心拍出量**（心臓から送りだされる血液の量）と**血管抵抗**（血管の硬さ、血液の粘性など）によって決まる。心拍出量は、心拍数、心収縮力、循環血液量などにより影響される。心拍出量、血管抵抗が大きくなれば血圧は上がる。

血圧の調節は、神経性調節とカテコラミン（アドレナリン、ノルアドレナリン）、レニン・アンジオテンシン・アルドステロン系などを介する体液性調節とがある。

交感神経の刺激により神経末端からノルアドレナリンが分泌され、血管平滑筋の$α_1$受容体に作用し、血管を収縮して血圧を上昇させる（①）。交感神経の刺激により、副腎髄質からカテコラミンが分泌される。ノルアドレナリンは血管を収縮させ、アドレナリンは心臓の$β_1$受容体に作用し心拍数、心収縮力の増大から心拍出量を増加させ、血圧を上昇させる（②）。腎動脈の血流が悪くなるとレニンという酵素が分泌され、肝臓から作られたアンジオテンシノーゲンを分解し、アンジオテンシンⅠとなり、アンジオテンシンⅠ変換酵素により昇圧物質アンジオテンシンⅡが作られる。アンジオテンシンⅡは血管を収縮させ、また副腎皮質に働いてアルドステロンの分泌を促進させ、循環血液量が増加し、血圧を上昇させる（③）。

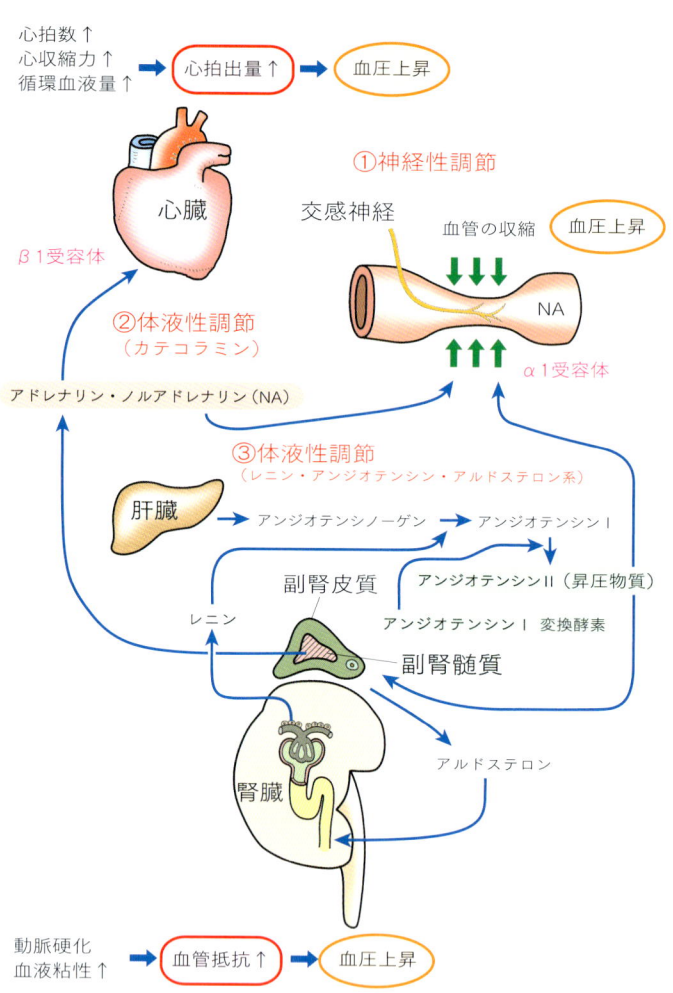

表3 高血圧管理計画のためのリスク層別化に用いる予後影響因子（高血圧治療ガイドライン2019より）

A．血圧レベル以外の脳心血管病の危険因子		B．臓器障害／脳心血管病	
高齢（65歳以上）		脳	脳出血、脳梗塞
男性			一過性脳虚血発作
喫煙		心臓	左室肥大（心電図、心エコー）
脂質異常症[*1]			狭心症、心筋梗塞、冠動脈再建術後
低HDLコレステロール血症（＜40mg/dL）			心不全
高LDLコレステロール血症（≧140mg/dL）			非弁膜症性心房細動[*2]
高トリグリセライド血症（≧150mg/dL）		腎臓	蛋白尿
肥満（BMI≧25kg/m^2）（特に内臓脂肪型肥満）			eGFR低値[*3]（＜60mL/分/1.73m^2）
若年（50歳未満）発症の心血管病の家族歴			慢性腎臓病（CKD）
糖尿病	空腹時血糖≧126mg/dL	血管	大血管疾患
	負荷後血糖2時間値≧200mg/dL		末梢動脈疾患（足関節上腕血圧比低値：ABI≦0.9）
	随時血糖≧200mg/dL		動脈硬化性プラーク
	HbA1C≧6.5%（NGSP）		脈波伝播速度上昇（baPWV≧18m/秒、cfPWV＞10m/秒）
			心臓足首血管指数（CAVI）上昇（≧9）
		眼底	高血圧性網膜症

青字：リスク層別化に用いる予後影響因子

[*1] トリグリセライド400mg/dL以上や食後採血の場合にはnon HDLコレステロール（総コレステロール−HDLコレステロール）を使用し、その基準はLDLコレステロール＋30mg/dLとする。

[*2] 非弁膜症性心房細動は高血圧の臓器障害として取り上げている。

[*3] eGFR（推算糸球体濾過量）は下記の血清クレアチニンを用いた推算式（eGFRcreat）で算出するが、筋肉量が極端に少ない場合は、血清シスタチンを用いた推算式（eGFRcys）がより適切である。

eGFRcreat(mL/分/1.73m^2)＝194×Cr$^{-1.094}$×年齢$^{-0.287}$（女性は×0.739）　　eGFRcys(mL/分/1.73m^2)＝(104×Cys$^{-1.019}$×0.996^{年齢}（女性は×0.929））−8

表4 （診察室）血圧に基づいた脳心血管リスクの層別化（高血圧治療ガイドライン2019より）

リスク層 \ 血圧分類	高値血圧 130-139/80-89mmHg	I度高血圧 140-159/90-99 mmHg	II度高血圧 160-179/100-109 mmHg	III度高血圧 ≧180/≧110 mmHg
リスク第一層 予後影響因子がない	低リスク	低リスク	中等リスク	高リスク
リスク第二層 年齢（65歳以上）、男性、脂質異常症、喫煙のいずれかがある	中等リスク	中等リスク	高リスク	高リスク
リスク第三層 脳心血管病既住、非弁膜症性心房細動、糖尿病、蛋白尿のあるCKDのいずれか、または、リスク第二層の危険因子が3つ以上ある	高リスク	高リスク	高リスク	高リスク

JALSスコアと久山スコアにより得られる絶対リスクを参考に、予後影響因子の組合わせによる脳心血管病リスク層別化を行った。
層別化で用いられている予後影響因子は、血圧、年齢（65歳以上）、男性、脂質異常症、喫煙、脳心血管病（脳出血、脳梗塞、心筋梗塞）の既住、非弁膜症性心房細動、糖尿病、尿蛋白のあるCKDである。

表5 各種降圧薬の作用機序

各種降圧薬	作用機序	代表的な降圧薬
カルシウム（Ca）拮抗薬	筋の収縮に必要なCaイオンが細胞内に流入することを妨げることにより血管収縮筋を拡張させ血圧を下げる	アダラート®、ペルジピン®、ヘルベッサー®、ワソラン®、カルスロット®、アムロジン®、ノルバスク®、コニール®、カルブロック®、アテレック®
アンジオテンシンII受容体拮抗薬（ARB）	血管を収縮させ、血圧を上昇させる「アンジオテンシンII」の作用を抑える	プロプレス®、ニューロタン®、ディオバン®、オルメテック®、ミカルディス®
アンジオテンシン変換酵素阻害薬（ACE阻害薬）	アンジオテンシンIをアンジオテンシンIIに変換させる酵素を阻害し、強力な昇圧系であるレニン・アンジオテンシン系を抑制する	アデカット®、レニベース®、タナトリル®
利尿薬	利尿作用により体内の水分を減少させ（循環血液量を減少）血圧を下げる	ラシックス®、フルイトラン®
β遮断薬（含αβ遮断薬）	心拍数、心収縮力を増大するβ₁受容体を遮断することにより心拍出量を抑制、血管平滑筋にあるα₁受容体を遮断することにより血管収縮を抑制することにより血圧を下げる	インデラル®、テノーミン®、アーチスト®、メインテート®
配合剤	ARB＋降圧利尿薬 ARB＋Ca拮抗薬	プレミネント®、ミコンビ® レザルタス®、エックスフォージ®

CHAPTER 1 循環器系疾患

表6 エピネフリン添加局所麻酔薬の制限

血圧140〜160mmHg（I度高血圧）：**2カートリッジ以内** 　　1カートリッジを使用して、2〜5分間経過をみて血圧・脈拍数に変化なければ、1カートリッジ追加可能。
血圧160〜180mmHg（II度高血圧）、β遮断薬服用中の患者：**1カートリッジ以内** 　　1/2カートリッジを使用して、2〜5分間経過をみて血圧・脈拍数に変化なければ、1/2カートリッジ追加可能。

※エピネフリン添加局所麻酔薬で血圧変化がある場合には、フェリプレシン添加プロピトカイン（シタネスト‐オクタプレシン®）やメピバカイン（スキャンドネスト®）などを使用。
※β遮断薬服用中での患者では、エピネフリン投与時に相対的にα作用のみが現れて血圧が著明に上昇する可能性がある。

- 歯肉増殖
  カルシウム拮抗薬内服患者で歯肉増殖がみられる場合がある。症状に変化なければ、医師に相談し他の降圧薬に変更してもらう。
- 舌や顔面の血管神経性浮腫
- 口渇
- 味覚異常

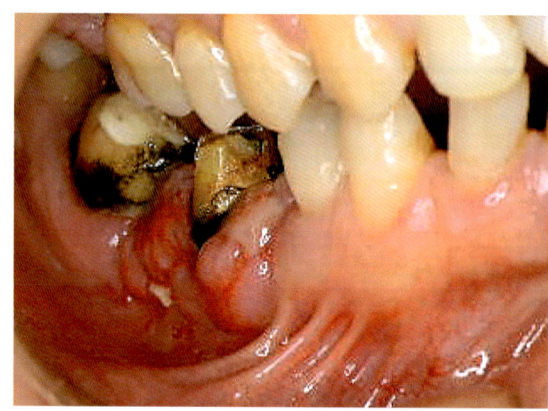
カルシウム拮抗薬による歯肉増殖

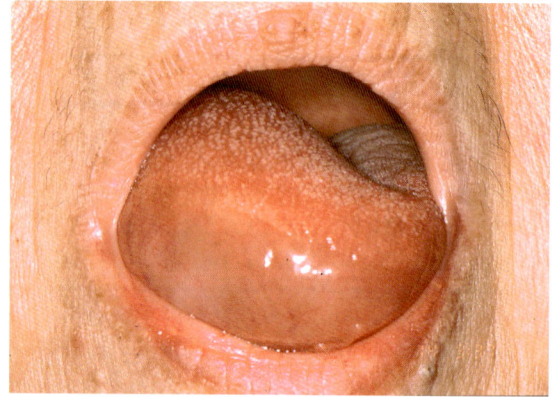
ACE阻害薬による舌の浮腫

図3　歯科に関連する降圧薬の副作用。

虚血性心疾患　狭心症　angina pectoris　心筋梗塞　myocardial infarction(MI)

疾患について

心筋の収縮に必要な酸素を含んだ血液を心筋に運ぶ血管を冠動脈という。虚血性心疾患とは、冠動脈の器質的あるいは機能的異常によって心筋の酸素需要と供給の不均衡が生じた状態で、一過性の心筋虚血（低酸素状態）に陥り胸痛を生じた状態が狭心症、心筋虚血が長引いた結果、心筋の壊死を起こした状態が心筋梗塞である。狭心症は症状が安定している「安定狭心症」と心筋梗塞に移行しやすい「不安定狭心症」に分類される（表1）。

心筋梗塞は、発症早期のものを「急性心筋梗塞」、1か月以上経過したものを「陳旧性心筋梗塞」という（図1）。不安定狭心症、急性心筋梗塞、虚血性心臓突然死を含めて急性冠症候群（Acute Coronary Syndrome；ACS）と称する。狭心症の胸痛は5分以内で消失することが多いが、心筋梗塞は狭心症より激しく30分以上持続し、通常、硝酸薬（ニトログリセリン）は無効である（図2～4、表2、3）。冠動脈の狭窄部位にステント留置や冠動脈バイパス術を実施している場合は再発予防のために抗血栓薬を服用していることが多い（表4）。

照会状の書き方例

近日中に、下顎埋伏智歯（親知らず）を抜歯予定です。現在、貴院にて狭心症のため加療中と聞きました。現在の病状[1]、最終発作の時期[2]、投薬内容[3]、ステントの留置[4]、抗血栓薬の使用[5]、糖尿病などの合併症の有無[6]などお知らせいただければ幸いです。抗血栓薬を服用している場合には、継続したまま抜歯を行います。

抜歯の侵襲度はやや高く、治療時間は約1時間です[7]。局所麻酔薬は、2％キシロカイン（1/8万エピネフリン添加）1.8mLを1～2カートリッジ使用致します[8]。エピネフリン含有の局所麻酔薬を避けた方がよろしければ、シタネスト－オクタプレシンを使用します。

そのほか抜歯にあたり、何か注意事項などございましたらご教示ください。

また、できましたら貴院にて、抜歯時、胸痛発作を起こした場合に備え、硝酸薬を処方していただけますでしょうか[9]。

お忙しいところ申し訳ございませんが、よろしくお願い致します。

照会のポイント

1. 現在の病状（重症度）
   発作の回数が多い、持続時間が長い、安静時にも発作が起こる患者では歯科治療中に発作を起こす危険が高い
2. 最終発作の時期
3. 治療薬の種類
4. 治療内容
   経皮的冠動脈形成術（PTCA）や冠動脈バイパス手術（CABG）を受けているかどうか？ ステントが留置されているか？
5. 抗血栓薬使用の有無
   ステント留置後や再発予防のために抗血栓薬を服用していることが多い
6. 合併症の有無
   心筋梗塞では、不整脈、心不全、脳梗塞、弁膜症、糖尿病などを合併している場合があるので注意する
7. 歯科治療内容
   手術の侵襲度を担当医に知らせる
8. エピネフリン添加局所麻酔薬使用の可否

CHAPTER ❶ 循環器系疾患

キーワード
❶胸痛発作の頻度と持続時間／❷NYHA分類（表5）／❸ステント留置❹抗血栓薬（抗血小板薬・抗凝固薬）／❺硝酸薬

9．硝酸薬の使い方
　胸痛発作を起こした場合の硝酸薬の投与方法と処方の依頼

手術の問題点

❶胸痛発作の誘発
　歯科治療に対する不安や恐怖、治療時の疼痛などにより内因性カテコラミンの分泌量が増加し、心拍数、心筋の収縮力が増加し、血圧も上昇する。心臓の仕事量の増加により心筋の酸素需要が増え、心筋虚血を起こし胸痛発作を引き起こす。

❷抗血栓薬を使用している場合には、術中、術後出血に注意する。

❸心不全や不整脈の合併
　心室性不整脈や発作性心房細動などの不整脈の出現の可能性がある。

❹エピネフリン添加局所麻酔薬
　血管収縮薬であるエピネフリン添加局所麻酔薬の使用により狭心症発作が誘発される可能性がある。しかし、エピネフリンが添加されていない場合は血管収縮作用がないため、かえって麻酔効果が不十分で出血量が多くなり、手術時間も長くなる結果となり、患者にストレスを与えてしまう。

手術時の注意事項

❶心筋梗塞発症後3か月以内は、歯科治療禁忌である。6か月以内も再梗塞の危険があるので、抜歯などの観血的処置は避ける。不安定狭心症も心筋梗塞に移行しやすいので、緊急処置以外の歯科治療は避ける。

❷硝酸薬の準備
・狭心症発作の既往のある患者では、発作時のための硝酸薬が処方されているはずなので、治療当日も持参させて発作が起きたときに速やかに対応できるようにする。
・歯科治療中に狭心症発作を起こした既往のある患者、発作が頻回にある患者では治療前に予防投与を行うことも有効である。事前に、治療時の対応について主治医に問い合わせておく。作用発現時間、持続時間を目安に舌下錠、スプレー、貼付薬を用いるが、血圧低下・頭痛などの副作用に留意する。

❸血圧、心電図の循環動態をモニタリングする。

❹精神的ストレスの軽減
　歯科治療に対する恐怖や治療時の痛みなどによるストレスをできる限り少なくする。必要に応じて笑気吸入鎮静法や静脈内鎮静法も考慮する。

❺歯科治療時の痛みのコントロール
　麻酔を確実に効かせ、無痛処置を心がける。

❻エピネフリン添加局所麻酔薬の使用量に注意
　エピネフリン添加局所麻酔薬を使用し、無痛治療を行った方が発作のリスクを下げると思われる。NYHA心機能分類に応じて局所麻酔薬を選択し、エピネフリン添加局所麻酔薬の使用できない患者では、血管収縮剤としてフェリプレシンを含有するシタネスト‐オクタプレシン®を用いる（表5、6）。

❼抗血栓薬を服用している場合には出血傾向があるので、局所止血薬の使用や縫合などの局所止

血処置をしっかり行う(抗血栓薬服用患者、129頁参照)。

❽胸痛発作を起こした場合
・直ちに歯科治療を中止する
・血圧、脈拍、心電図のモニタリング
　治療開始時に循環動態のモニターを行うことが望ましい。
・患者にとって楽な姿勢をとらせる
　心不全合併患者では座位姿勢がよい。
・硝酸薬の投与
　無効な場合は医師に連絡する。冷汗を伴う胸痛、呼吸困難、血圧低下などを認めた場合には救急搬送が必要な場合がある。
・酸素吸入

内科医からのコメント

　狭心症、心筋梗塞後の患者では、冠動脈拡張薬、抗血小板薬、降圧薬などを内服している。治療前に必ず内服薬を確認し、服薬を中断しないように指導する。狭心症の特徴は前胸部の締めつけられるような痛みで、15分以内に消失する。前胸部以外に心窩部から左肩や頸部への放散痛を生じることがある。誘因には高血圧、脂質異常症、糖尿病、ストレス、脱水、肥満などがあり、歯科治療中はストレスがかかることが予測されるため、血圧管理や脱水に留意する。歯科治療時には胸痛発作時に使用している硝酸薬を持参してもらう。胸痛が出現した際は直ちに治療を中止し安静を保ち、持参薬を頓服する。症状が持続する場合はかかりつけ医に連絡する。

表1　狭心症の分類

病態による分類
　①器質性狭心症
　　コレステロールなどの沈着により血管の内腔が狭くなる(動脈硬化)
　②冠攣縮性狭心症
　　冠動脈に痙れんが起こり十分血液が流れないことによる
　③冠血栓性狭心症

誘因による分類
　①労作性狭心症
　　走る、階段を昇る、食事などの労作時や怒り・恐怖や歯科治療などの精神的ストレスによっても起こる
　②安静時狭心症
　③労作性兼安静時狭心症

経過による分類
　①安定狭心症
　　発作の頻度や持続時間など発作を起こすパターンが安定している
　②不安定狭心症
　　発作の回数・強度の増加、持続時間が長くなる
　　安静時にも発作が起きる。ニトログリセリンの効果が弱くなる
　　心筋梗塞に移行する危険がある

CHAPTER 1 循環器系疾患

1. **発症時期による分類**
    急性心筋梗塞（Acute Myocardial Infarction；AMI）；発症早期
    陳旧性心筋梗塞（Old Myocardial Infarction；OMI）；発症から1か月以上経過

2. **梗塞部位による分類**
    前壁梗塞
    下壁梗塞
    側壁梗塞
    後壁梗塞
    心内膜下梗塞

    左冠動脈の前下行枝の閉塞が起こりやすく、この血管の閉塞により左室の広範囲な前壁梗塞が起きる。

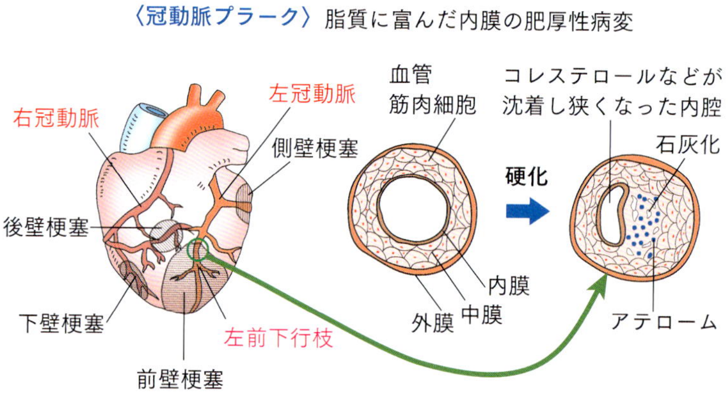

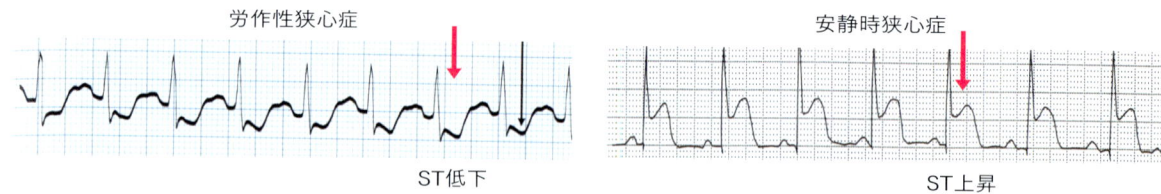

〈冠動脈プラーク〉脂質に富んだ内膜の肥厚性病変

図1　心筋梗塞の分類。

狭心痛：前胸部の圧迫感・焼けつくような痛み・絞めつけられるような痛み
　　　　場合によっては心窩部、背部、頸部、下顎、歯、喉、左肩・上腕に放散痛

持続時間：5分以内（2〜3分）で消失

発作の性状：安静やニトログリセリンなどの硝酸薬で胸痛は速やかに消失

心電図モニター上の異常：最も特徴的な変化はST波の異常（低下、上昇）

労作性狭心症　　ST低下　　　　安静時狭心症　　ST上昇

図2　狭心症の症状。

表2　主な狭心症治療薬

血管拡張薬
　硝酸薬
　　ニトロールR®、ニトロペン®、アイトロール®、フランドルテープ®、ミリステープ®
　Kチャネル開口薬
　　シグマート®
　カルシウム拮抗薬
　　アダラート®、ヘルベッサーR®、ワソラン®、コニール®、アムロジン®
　＜作用機序＞
　冠動脈を拡張し心筋への酸素供給量を増加させ、また、静脈系や末梢動脈を拡張させ心筋の酸素需要量を減少させる

β遮断剤
　テノーミン®、メインテート®、ロプレソール®、セロケン®、アーチスト®
　＜作用機序＞
　心拍数、心収縮力を増強するβ₁受容体を遮断することにより心拍出量を低下させ血圧を下げることより、心臓の仕事量を減らし、心筋の酸素消費量を減少させる

抗血小板薬：血液を固まりにくくして心筋梗塞への進展や血行再建術後の閉塞を予防する
　バイアスピリン®、パナルジン®、プラビックス®

表3 硝酸薬の種類と剤形

	剤形	商品名	使用方法	作用発現までの時間	特徴
速効性	舌下錠	ニトロペン®	発作時1錠を舌下投与 5～10分で無効の場合はもう1錠追加 それでも無効の場合は内科へ	3～5分	舌への刺激性 有効保存期間が短いので留意
	スプレー	ミオコールスプレー®	1回1噴霧、舌下に投与 5分待っても無効の時は1回1噴霧のみ追加 それでも無効の場合は内科へ	3～5分	めまい、頭痛 顔面紅潮 血圧低下
持続性	テープの貼付	ミリステープ® ニトロダームTTS® フランドルテープ®	1～2枚を前胸部などに貼付 同上 同上	30分 1時間 2時間	持続時間12時間 24～48時間 24～48時間

激しい胸痛：
　狭心症より激しく、30分以上持続する胸痛で、硝酸薬の使用で軽減しない。疼痛が長時間続き、冷汗、呼吸困難、チアノーゼ、嘔吐などがみられる

合併症： 心不全（壊死した部位の心筋の収縮力が低下するため）
　不整脈（心室性期外収縮が発現しやすく、心室頻拍、心室細動へ移行する）
　肺水腫、心原性ショック

心電図モニター上の異常： 時間経過とともに波形が変化していく
　波形の変化のみならず、不整脈の出現に注意

＜急性心筋梗塞＞

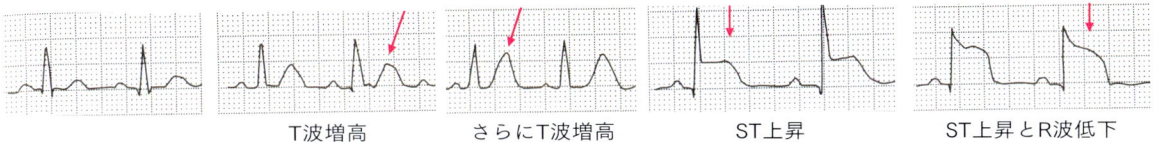

　　　　T波増高　　　　さらにT波増高　　　　ST上昇　　　　ST上昇とR波低下

＜陳旧性心筋梗塞＞
　異常Q波、冠性T波

図3 心筋梗塞の症状。

表4 心筋梗塞の治療

①**冠動脈内血栓溶解療法（PTCR）**
　急性心筋梗塞発症初期に冠動脈内にカテーテルを挿入し血栓溶解剤（ウロキナーゼ、組織プラスミノーゲン・アクチベーターなど）を注入し、閉塞した冠動脈を再開通させる

②**薬物療法**
　狭心症治療薬、降圧薬の他、不整脈、心不全などの合併症に対して抗不整脈薬や心不全治療薬が用いられる
　心筋梗塞の再発予防のために、抗血栓薬が投与されることが多い

③**冠動脈バイパス手術（CABG）**

④**経皮的冠動脈インターベンション（PCI）**
　バルーン冠動脈形成術（PTCA）、ステント植え込み
　冠動脈の狭窄・閉塞部位をバルーンまたはステントにより拡張する
　ステントの種類には、ベアメタルステント（BMS）と薬剤溶出性ステント（DES）がある。ステント内血栓形成予防のために抗血小板薬（バイアスピリン、プラビックス、パナルジン）が投与される

①心電図
　心電図においてST上昇・低下や異常Q波の出現する誘導によって梗塞部位を判定する
②血液検査；CK、AST（GOT）、LDH、トロポニンなど
　心筋細胞の壊死のために心筋内の酵素やタンパク質が血中に逸脱し、CK、CK-MB、AST、LDH、トロポニンT、トロポニンIが上昇する。トロポニンは、心筋細胞の筋原繊維を形成する収縮タンパク質で、トロポニンTとIは非常に特異度が高い心筋梗塞マーカーである
③心臓超音波検査（心エコー）
　心筋の壁運動低下の検出
④冠動脈造影CT
　末梢の静脈からヨード造影剤を注入し、マルチスライスCTで撮影を行う
⑤心筋シンチグラフィー
　末梢の静脈から放射性同位元素を注入し撮影を行う
　心筋梗塞の部位はテクネチウム-99mピロリン酸を取り込み、
　正常な心筋はタリウム-201を取り込む
⑥冠動脈造影検査
　冠動脈までカテーテルを挿入、造影剤を血管内に注入し冠動脈を描出するなど

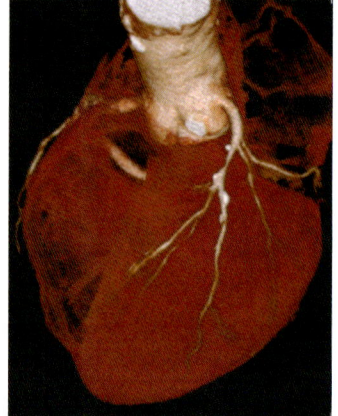

冠動脈CT血管造影

図4　心筋梗塞の検査。

表5　New York Heart Association（NYHA）の心機能分類と歯科治療

I度：日常の身体活動では疲労、動悸、息切れ、狭心症状が起こらないもの 　→通常の歯科治療可能、慎重にモニタリング
II度：安静にしていれば症状はないが、日常の身体活動でも疲労、動悸、息切れ、狭心症状を起こすもの 　→通常の歯科治療可能、慎重にモニタリング
III度：安静時には症状はないが、日常の軽い身体活動以下でも疲労、動悸、息切れ、狭心症状を起こすもの 　→病院歯科・大学病院歯科に紹介
IV度：安静時でも心不全や狭心症状があるもの 　→歯科治療禁忌

表6　心疾患患者の歯科用局所麻酔薬の選択基準（NYHA心機能分類にしたがって選択）

I度：エピネフリン添加局所麻酔薬使用可能（カートリッジ2本まで可） 　1カートリッジ使用後、15分が経過したら1本追加可能 　15分以内ならフェリプレシン添加局所麻酔薬追加可能（カートリッジ3本程度）
II度：原則としてフェリプレシン添加局所麻酔薬使用（カートリッジ3本程度） 　麻酔不十分ならエピネフリン添加局所麻酔薬追加（カートリッジ1本以内）
III度：フェリプレシン添加局所麻酔薬使用（カートリッジ3本程度） 　歯科治療は応急処置に限る
IV度：歯科治療禁忌

★フェリプレシン添加3％プロピトカイン（シタネスト-オクタプレシン）は、フェリプレシンに冠動脈の収縮作用があるために、カートリッジ3本以内とする

心不全 heart failure

疾患について

心臓に器質的・機能的異常が生じ、心臓のポンプ機能が低下し、全身に十分な血液を送りだせなくなった状態で、肺または体静脈系にうっ血をきたす。発症の進展状況により、急性および慢性心不全があり、呼吸困難、息切れなど肺うっ血症状を主体とする左室不全と肝腫大、浮腫などの体うっ血を主体とする右室不全に分類される（表1、図1）。

照会状の書き方例

　歯周炎にて近日中に抜歯予定です。現在、貴院にて心不全でご加療中とのこと、基礎疾患[1]を含め、現在の病状[2]、投薬内容[3]につきご教示いただけましたら幸いです。

　抜歯本数は2本ですが、手術時間も短く低侵襲度の処置です[4]。抜歯時、2％キシロカイン（1/8万エピネフリン添加）を1.8mL使用予定ですが、エピネフリン使用に関しては問題ないでしょうか[5]。

　抜歯にあたり、何か注意事項などございましたら、ご教授ください。

　ご多忙のところ恐れ入りますが、よろしくお願い致します。

照会のポイント

1. 心不全の原因となっている疾患（表2）
2. 現在の心機能の状態（心不全の重症度／表3）
3. 治療薬・・・とくにジギタリス使用の確認（表4）
4. 歯科治療内容 手術の侵襲度を担当医に知らせる
5. エピネフリン添加局所麻酔薬使用の可否

キーワード
❶ NYHA分類／❷ 経皮的動脈血酸素飽和度（SpO_2）／❸ ジギタリス／❹ 不整脈

手術の問題点

❶ 歯科治療に伴うストレスや痛みにより心不全が悪化する危険性がある。
❷ 心筋梗塞、弁膜症、高血圧などが心不全の原因となっているのでその確認が重要である。
❸ 基礎疾患により、抗血栓薬を服用していることがあり、術中、術後出血に注意する。
❹ 強心薬のジギタリスを服用している患者では不整脈を起こすことがある。

手術時の注意事項

❶ 歯科治療に対する不安・恐怖や疼痛により心不全が悪化する可能性があるので、できるだけ痛みの少ない治療をこころがける。歯科恐怖症の患者は、精神的ストレスを軽減するために鎮静法を考慮する。

❷ NYHA Ⅰ、Ⅱ度の場合は、通常の歯科治療は可能である。NYHA Ⅲ度以上では歯科治療時のリスクが高いので、病院歯科・大学病院歯科に紹介するのが望ましい。NYHA Ⅲ度の患者は、侵襲の高い歯科処置は避け、治療時間を短くする。NYHA Ⅳ度は応急処置のみにとどめ、原則、歯科治療は禁忌である（表3）。

❸ 歯科治療中は血圧、脈拍、心電図、経皮的動脈血酸素飽和度（SpO$_2$）のモニタリングを行い、患者が疲労を訴えた場合には治療をただちに中止し、酸素吸入を行う。

❹ 左室不全で起坐呼吸のある患者では、チェアを水平位にすると呼吸が苦しくなるので座位姿勢で治療する。

❺ 心電図モニターで心室性期外収縮が多発する場合には、心室細動から心停止に移行する危険がある。多発性心室性期外収縮が生じた場合には、2％リドカイン1アンプル（1アンプル100mg、5mL）を生理食塩水20mLに溶解して5mLずつ緩徐に静脈投与する。心室細動が出現したらAEDを準備して一次救命処置（BLS）を行い、救急搬送する（不整脈、31頁参照）。

❻ 弁膜症や心奇形が原因の心不全患者では、感染性心内膜炎の予防のために、歯科治療前に抗菌薬の予防投与を行う（心臓弁膜症、27頁参照）。

❼ 基礎疾患（心筋梗塞、心弁膜症、心房細動など）により抗血栓薬を服用している場合があるので、歯科外科処置時の出血に注意する（抗血栓薬服用患者、129頁参照）。

❽ ジギタリス服用患者にマクロライド系抗菌薬（エリスロマイシン、クラリスロマイシン）を投与すると、ジギタリス製剤の血中濃度が上昇するので注意。

内科医からのコメント

心不全は、虚血性心疾患、拡張型心筋症、高血圧、弁膜症などを基礎疾患とし、呼吸困難や浮腫、易疲労性などの症状を呈する。心不全はNew York Heart Association（NYHA）重症度分類でⅠ〜Ⅳ度に分類される（表3）。重症者では労作で呼吸困難、胸痛が出現するため、治療時には血圧、SpO$_2$を測定できるようにしておく。心不全治療に用いたACE阻害薬やβ遮断薬は基本的には中止してはいけない。また強心薬のジギタリスは血中濃度が上昇すると、不整脈、食欲不振、悪心、視覚症状、めまい、頭痛など、ジギタリス中毒症状を呈する。この主な要因に低K血症、マクロライド系抗菌薬（腸内細菌叢の変化により血中濃度上昇）があり留意する。

表1 心不全の分類

	病態生理	臨床症状
左室不全	左心室から全身に血液を十分に拍出できず、肺うっ血が起こり、肺間質・肺胞内に水分が漏出する。その結果、肺でのガス交換が障害される	易疲労感 呼吸困難 息切れ 起坐呼吸 発作性夜間呼吸困難 夜間尿
右室不全	右心室から肺への血液の排出が障害されるために、全身の静脈系にうっ血が生じる	肝腫大 （右上腹部の不快感と食欲不振） 頸静脈怒張 浮腫（下腿） 腹水 チアノーゼ（口唇、四肢）

起坐呼吸：横になっているより、座位の方が呼吸困難が軽減する。横隔膜が下がり、また下半身に血液が貯留し、心臓への静脈還流量が減ることにより、換気が楽になる

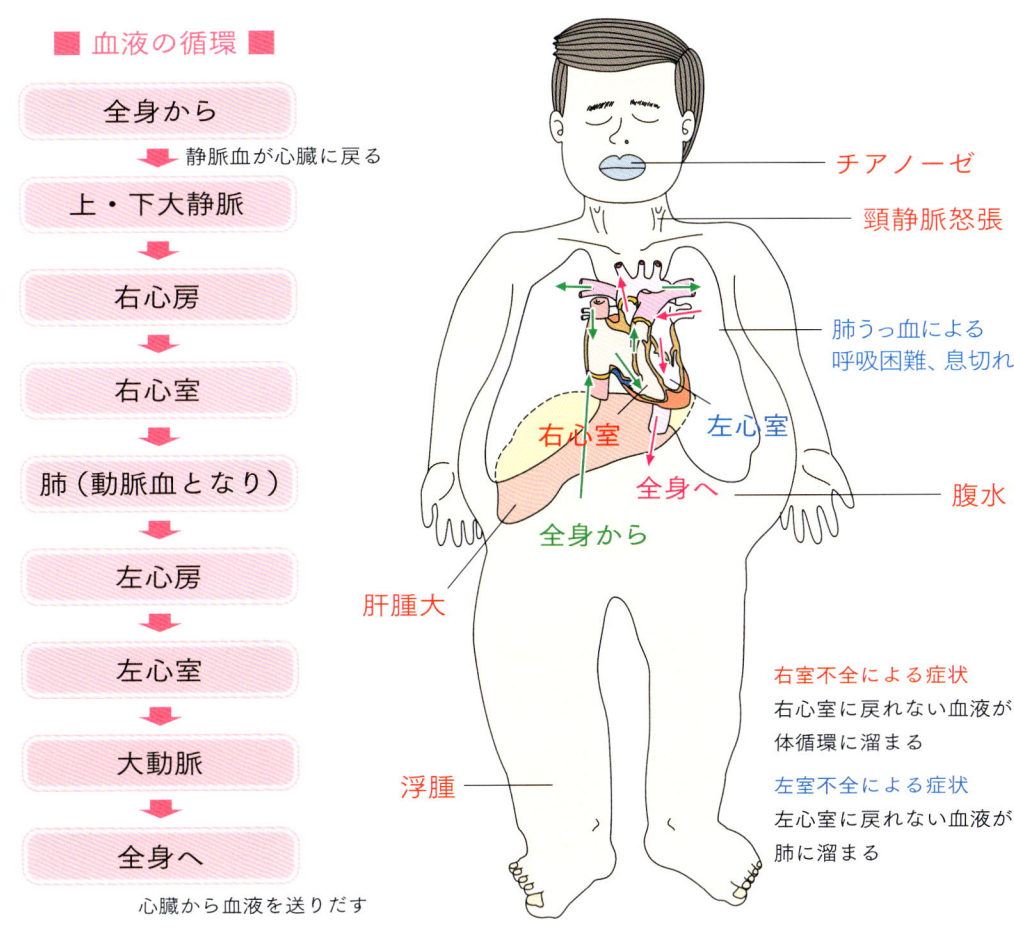

図1 心不全の症状。

表2　心不全の原因および増悪因子

- 心筋症
- 心筋炎
- 急性冠症候群(心筋梗塞、不安定狭心症)
- 高血圧症
- 不整脈(心房細動、発作性頻拍)
- 弁膜症(大動脈・僧帽弁狭窄、大動脈・僧帽弁閉鎖不全)
- 先天性心疾患(心室中隔欠損)
- 肺高血圧症
- 腎不全
- 重症貧血
- 感染症、特に肺炎や敗血症
- 手術後
- 過労、不眠、精神的・身体的ストレス
  など

表3　NYHA(New York Heart Association)の心機能分類と歯科治療

Ⅰ度：心疾患があるが身体活動制限の必要はない
　　　日常の身体活動では著しい疲労、動悸、息切れ、狭心症状が起こらないもの
　　　→通常の歯科治療可能、慎重にモニタリング

Ⅱ度：安静にしていれば症状はないが、日常の身体活動でも疲労、動悸、息切れ、狭心症状を起こすもの
　　　→通常の歯科治療可能、慎重にモニタリング

Ⅲ度：安静時には症状はないが、日常の軽い身体活動以下でも疲労、動悸、息切れ、狭心症状を起こすもの
　　　→病院歯科・大学病院歯科に紹介
　　　　侵襲の高い処置を避け心疾患の治療を優先

Ⅳ度：安静時でも心不全や狭心痛があるもの
　　　→歯科治療禁忌

表4　主な心不全治療薬

①利尿薬
- ループ利尿薬…ラシックス®、ルプラック®
- 抗アルドステロン薬…アルダクトン®
- ヒト心房性ナトリウム利尿ペプチド(hANP)…ハンプ®

②血管拡張薬
- 硝酸薬…ニトロールR®、ニトロダームTTS®
- hANP…ハンプ®

③強心薬
- ジギタリス製剤…ジゴシン®、ラニラピッド®
- カテコラミン製剤…ドパミン、ドブタミン
- フォスフォジエステラーゼ(PDA)阻害薬…ネオフィリン®、ミルリーラ®

④神経・体液性因子に対する拮抗薬
- α・β受容体遮断薬…アーチスト®
- アンジオテンシン変換酵素(ACE)阻害薬…レニベース®、タナトリル®、カプトリル®
- アンジオテンシンⅡ受容体拮抗薬(ARB)…ニューロタン®、ディオバン®、ブロプレス®

⑤抗不整脈薬

心臓弁膜症・人工弁置換術
heart valve disease
artificial valve replacement

疾患について

　心臓には、右心系に三尖弁と肺動脈弁、左心系に僧帽弁と大動脈弁の4つの弁膜がある(図1)。弁膜の瘢痕や石灰化で弁口が狭くなり、弁の開きが悪く血流が障害される状態を狭窄といい、弁が完全に閉鎖されず血液が逆流する状態を閉鎖不全という。左心系の弁が障害されやすい。原因の多くはリウマチ性(リウマチ熱)である。治療は、抗凝固薬の内服や人工弁置換術などの手術が行われる。人工弁には生体弁(ブタ弁、ウシ心膜弁など)と機械弁がある。機械弁置換患者では、血栓塞栓症の発生のリスクがあるので抗凝固薬療法が必須である。弁膜症や人工弁置換患者の抜歯などの歯科治療では、感染性心内膜炎(infective endocarditis; IE)を引き起こすことがあるので注意する(表1、2)。

照会状の書き方例

　歯周炎にて抜歯が必要です。心臓弁膜症で貴院にて加療中とのことですが、現在の病状(障害弁の種類・心機能の状態)[1,2]、治療内容[3]、処方薬[4]につきご教示ください。抗血栓薬を投与されていますでしょうか[5]。感染性心内膜炎の既往はありますでしょうか[6]。

　抜歯は2％キシロカイン(1/8万エピネフリン添加)局所麻酔下に行います。抗血栓薬は継続したままで抜歯します。局所止血薬の使用、縫合などの局所処置にて止血可能です。とくに困難な抜歯ではありませんが、術後数日間は顔面の腫脹、疼痛が発現します[7]。

　なお、感染性心内膜炎予防のために、抜歯1時間前にサワシリン2g、抜歯後も同薬750mg/日を5日間投与する予定です[8]。抜歯にあたり留意点などございましたらご教授ください。

　ご多忙のところ恐れ入りますが、よろしくお願い致します。

照会のポイント

1. 心臓弁膜症の種類
2. 心機能の低下があるか？
   心不全症状はあるか？
3. 治療内容
   人工弁置換術が行われているか？
4. 内服薬の種類
   心不全を起こしている場合には、強心剤、利尿薬、血管拡張薬を服用している
5. 抗血栓薬が投与されているか？
6. 感染性心内膜炎の既往があるか？
7. 歯科治療内容
   手術の侵襲度を担当医に知らせる
8. 感染性心内膜炎予防のための抗菌薬について

キーワード
❶感染性心内膜炎(infective endocarditis：IE)／❷人工弁置換術の種類
❸抗凝固薬

手術の問題点

❶心臓弁膜症や人工弁置換患者では、歯科外科処置後、障害のある弁膜や心内膜にレンサ球菌、ブドウ球菌などの菌が定着し、感染性心内膜炎に罹患する可能性がある。
人工弁置換患者に起こった感染性心内膜炎は重症化しやすい。

❷血栓予防のために、ワルファリンなどの抗凝固薬を服用しているので、歯科外科処置時に止血困難となることがある。

❸心臓弁膜症による心不全を起こし、心機能が低下している場合がある。

手術時の注意事項

❶感染性心内膜炎のリスクがある歯科処置では、抗菌薬の予防投与を行う（表3）。
＜例＞成人の場合、処置1時間前にアモキシシリン（サワシリン®）2gを経口投与

❷ワルファリンなどの抗凝固薬を中断すると血栓塞栓症を起こす可能性が高いので、継続したまま処置を行う。

❸抗凝固薬を継続したまま抜歯を行った場合、抜歯窩に吸収性ゼラチンスポンジ（スポンゼル®）などの局所止血薬を填入、縫合し、ガーゼによる圧迫止血は通常より長めに行う。

❹心不全症状がある場合には、処置中、恐怖や痛みなどのストレスを与えない。

❺処置後、発熱があった場合には感染性心内膜炎を疑い、すみやかに担当医に連絡する。

内科医からのコメント

　心臓弁膜症・人工弁置換術患者では、感染性心内膜炎を起こしやすいため、う歯治療、抜歯時には抗菌薬を十分量使用する。感染性心内膜炎を併発している際は抗菌薬による治療を優先し、発熱、菌血症、炎症反応などが軽快した後に抜歯をすることが望まれる。人工弁置換術後の患者では、機械弁では抗凝固薬を生涯内服し、生体弁では抗凝固薬3か月間内服後、抗血小板薬に変更する。抗凝固薬、抗血小板薬は絶対に中止しないように指導する。また、高血圧、心不全、不整脈などの合併症や併用薬を確認する。

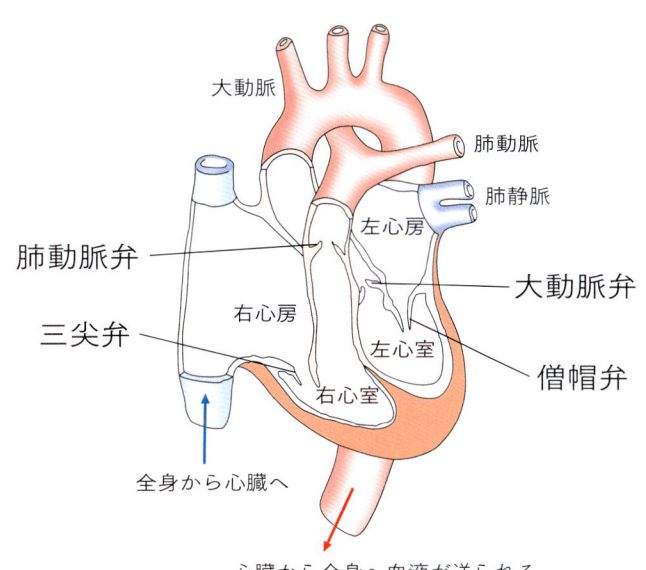

図1 心臓の構造と弁の種類。

表1 感染性心内膜炎(IE)と抗菌薬の予防投与の対象となる歯科処置

- 感染性心内膜炎
  心臓弁周囲、心内膜、大血管内膜や人工弁に細菌集簇を含む疣腫、膿瘍を形成する。原因菌は、レンサ球菌、腸球菌、ブドウ球菌などである。全身塞栓症、脳膿瘍、心不全などの合併症を引き起こし、死に至ることもある重篤な感染症である
- 抗菌薬の予防投与の対象となる歯科処置
  出血を伴ったり、根尖を超えるような大きな侵襲を伴う、あるいは口腔粘膜を穿通する歯科処置
    抜歯、歯周外科、スケーリング、インプラントの植え込みなど

表2 歯科処置に際して感染性心内膜炎の予防のために抗菌薬投与が必要な患者

Class Ⅰ
とくに重篤な感染性心内膜炎を引き起こす可能性が高い心疾患患者で、予防すべき患者
- 生体弁、同種弁を含む人工弁置換患者
- 感染性心内膜炎の既往を有する患者
- 複雑性チアノーゼ性先天性心疾患（単心室、完全大血管転位、ファロー四徴候）
- 体循環系と肺循環系の短絡造成術を実施した患者

Class Ⅱa
感染性心内膜炎を引き起こす可能性が高く、予防した方がよいと考えられる患者
- ほとんどの先天性心疾患
- 後天性弁膜症
- 閉塞性肥大型心筋症
- 弁逆流を伴う僧帽弁逸脱

Class Ⅱb
感染性心内膜炎を引き起こす可能性が必ずしも高いことは証明されていないが、予防を行う妥当性を否定できない
- 人工ペースメーカーあるいはICD（植込み型除細動器）植え込み患者
- 長期にわたる中心静脈カテーテル留置患者

（『2008年改訂版 感染性心内膜炎の予防と治療に関するガイドライン』より）

表3　歯科処置に対する抗菌薬の予防投与(『2008年改訂版　感染性心内膜炎の予防と治療に関するガイドライン』より)

経口投与可能
　アモキシシリン　　　　　　　　　　　　　　　成人：2.0g[注1]を処置1時間前に経口投与[注1,2]
　　　　　　　　　　　　　　　　　　　　　　　　小児：50mg/kg を処置1時間前に経口投与

経口投与不能
　アンピシリン　　　　　　　　　　　　　　　　成人：2.0g を処置30分以内に筋注あるいは静注
　　　　　　　　　　　　　　　　　　　　　　　　小児：50mg/kg を処置30分以内に筋注あるいは静注

ペニシリンアレルギーを有する場合
　クリンダマイシン　　　　　　　　　　　　　　成人：600mg を処置1時間前に経口投与
　　　　　　　　　　　　　　　　　　　　　　　　小児：20mg/kg を処置1時間前に経口投与
　セファレキシンあるいはセファドロキシル[注3]　成人：2.0g を処置1時間前に経口投与
　　　　　　　　　　　　　　　　　　　　　　　　小児：50mg/kg を処置1時間前に経口投与
　アジスロマイシンあるいはクラリスロマイシン　成人：500mg を処置1時間前に経口投与
　　　　　　　　　　　　　　　　　　　　　　　　小児：15mg/kg を処置1時間前に経口投与

ペニシリンアレルギーを有して経口投与不能
　クリンダマイシン　　　　　　　　　　　　　　成人：600mg を処置30分以内に静注
　　　　　　　　　　　　　　　　　　　　　　　　小児：20mg/kg を処置30分以内に静注
　セファゾリン　　　　　　　　　　　　　　　　成人：1.0g を処置30分以内に筋注あるいは静注
　　　　　　　　　　　　　　　　　　　　　　　　小児：25mg/kg を処置30分以内に筋注あるいは静注

注1：体格、体重に応じて減量可能である。成人では、体重あたり30mg/kg でも十分といわれている
注2：日本化学療法学会では、アモキシシリン大量投与による下痢の可能性を踏まえて、リスクの少ない患者に対しては、アモキシシリン500mg 経口投与を提唱している
注3：セファレキシン、セファドロキシルは近年 MIC(最小発育阻止濃度)が上昇していることに留意すべきである

不整脈 arrhythmia

疾患について

　心臓の洞結節で発生した電気的興奮刺激は、房室結節─ヒス束─左脚・右脚─プルキンエ線維の刺激伝導系を伝わって心室の興奮を起こす（図1）。心臓の拍動はペースメーカーと呼ばれる洞結節により支配され、60～100/分の電気的刺激が発生する。心臓の調律異常を不整脈といい、脈の速さにより頻脈性と徐脈性、発生場所により上室性（心房性）と心室性に分類される（表1、図2）。心拍数が1分間に100以上の場合を頻脈、50以下を徐脈という。房室ブロックや洞不全症候群などの徐脈性不整脈に対してはペースメーカー植え込み術が施行される。

照会状の書き方例

　智歯（親知らず）周囲炎にて、消炎後に抜歯予定です。患者様より不整脈のため貴院にて加療中と伺いました。つきましては、現在の病状[1]、投薬内容[2]、抗血栓薬の有無[3]について、基礎疾患[4]も含めご教示いただけましたら幸いです。

　難抜歯となることが予測され、抜歯にかかる時間は約1時間です[5]。局所麻酔薬は、2％キシロカイン（1/8万エピネフリン添加）1.8mLを1～2カートリッジ使用致します。エピネフリン含有の局所麻酔薬を避けた方がよろしければ、フェリプレシン添加局所麻酔薬（シタネスト－オクタプレシン）を使用致します[6]。抗血栓薬を服用している場合には、継続したまま抜歯可能です。そのほか抜歯にあたり留意点などございましたらご教示ください。

　ご多忙のところ恐れ入りますが、よろしくお願い致します。

照会のポイント

1. 不整脈の種類（表1、図2）と治療歴
   不整脈のコントロール状況
   ペースメーカー、ICD（implantable cardioverter defibrillator：植え込み型除細動器）装着の有無
2. 抗不整脈薬の種類（表2）
3. 抗血栓薬服用の有無
4. 基礎疾患合併の有無
   心筋梗塞、心筋症、心不全、弁膜症など基礎疾患を有する場合がある
5. 歯科治療内容
   手術の侵襲度を担当医に知らせる
6. エピネフリン添加局所麻酔薬使用の可否

キーワード
❶頻脈性不整脈／❷徐脈性不整脈／❸期外収縮／❹心房細動／❺心室細動
❻抗不整脈薬／❼抗凝固薬／❽ペースメーカー／❾ICD

手術の問題点

❶歯科治療に対する不安・緊張により頻脈や血管迷走神経反射のために徐脈と血圧低下を起こすことがある。

❷歯科処置で重篤な不整脈を発生する危険性がある。心室粗動、心室細動は致死性で緊急対応が必要である。

❸心房細動に対しては抗凝固薬が投与されていることがあり、出血のリスクがある。

❹心筋梗塞、心筋症、心不全、弁膜症など基礎疾患を有する場合があるので、基礎疾患に対する注意も必要である。

手術時の注意事項

❶ 不整脈を有する患者では、可能な限り血圧、脈拍、心電図をモニターする。モニターがない場合、脈拍を触れ確認する。

❷ リスクの高い不整脈の患者は高次医療機関に依頼する。

❸ 歯科治療に対する不安や緊張で脈が速くなり、動悸を認める洞性頻脈をきたすことが多いが、脈拍が100/分以内で意識がはっきりしている場合には、患者に声かけをして落ち着かせる。逆に、血管迷走神経反射による徐脈や意識低下では、チェアを倒し、頭を下げ、足を挙上すると回復する。

❹ 脈拍が150/分と速くなった場合には、発作性上室性頻拍や発作性心房細動、心室粗動を起こしている可能性があり、緊急対応が必要である（表3）。心室細動をみたら除細動器（AED）を準備して、一次救命処置（BLS）を行い、救急搬送する。

❺ 抗血栓薬服用患者では、原則的に服薬を継続して治療する。その際は、確実な局所止血処置を行う。

❻ β遮断薬を服用している場合、アドレナリンのα作用が増強され血圧上昇をきたすので、エピネフリン含有のキシロカインよりフェリプレシン添加プロピトカイン（シタネスト-オクタプレシン）の使用が望ましい。期外収縮のでやすい患者、ジギタリス製剤を服用している患者ではエピネフリン含有のキシロカインの使用を避ける。

❼ ICDやペースメーカー植え込み患者では、電気メスは使用しない（図3）。レーザーメスの電源部や回路は患者から十分離して使用する。ICD誤作動時の感電防止のため、術者は必ずグローブをする。電源部を離すため、静脈確保はICDの反対側の前腕で行い、脈拍や血中酸素飽和度などの測定器もICDの反対側に設置する。

❽ 弁膜症や心奇形のある患者に対しては、感染性心内膜炎の予防のために抗菌薬を投与する。

❾ マクロライド系抗菌薬のエリスロシン®は、IA群の抗不整脈薬（表2）キニジン®、リスモダン®と併用するとQT延長、心室性不整脈を惹起することがあるので注意する。

内科医からのコメント

不整脈には頻脈性不整脈、徐脈性不整脈、期外収縮がある（表1、図2）。治療時には使用中の抗不整脈薬を確認し、使用禁忌薬に留意する。非弁膜症性心房細動患者では全身性塞栓症の発症予防に抗凝固薬を服用しており、内服を中止しないように厳重に指導する。植え込み式ペースメーカーやICDを挿入している患者では、MRIは原則禁忌で、CTは種類により誤作動が生じることため5秒以上の連続照射を避ける。通常のレントゲン撮影、歯科用ドリルは影響ないが、レーザーメスを使用する際は挿入部位の直上に近づけないように留意する。

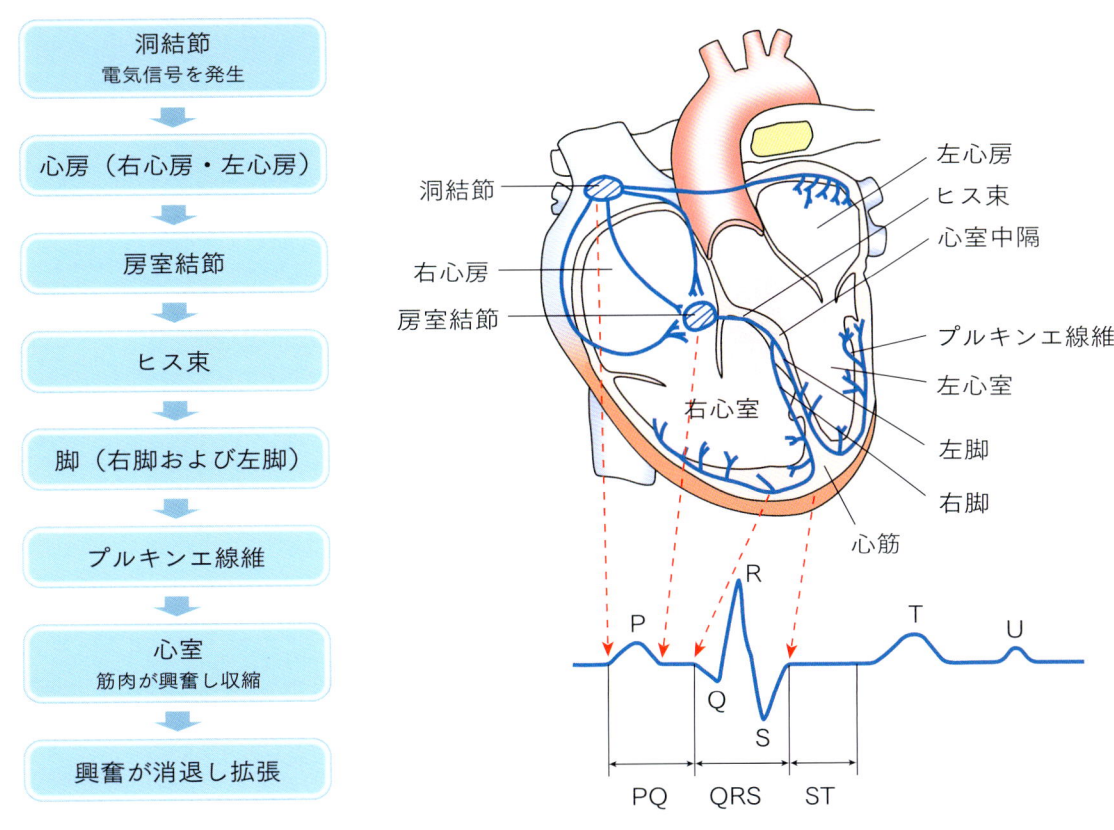

図1　心臓の刺激伝導系と心電図の波形の意味。

表1　不整脈の分類

- 頻脈性不整脈
  上室性
　　上室性（心房性）期外収縮 [PAC]
　　上室性頻拍 [SVT]
　　　発作性上室性頻拍 [PSVT]
　　　WPW 症候群：
　　　　Wolf、Parkinson、White により報告され、心電図に特徴的な波形（デルタ波）と頻脈性不整脈を合併する症候群である。正常の房室伝導路の他に先天的に副伝導路（ケント束）を有し、心房からの興奮が早期に心室に伝わる。心房細動が起こる例があり、稀に心室細動が誘発されることがある
　　心房細動 [Af]
　　心房粗動 [AFL]
  心室性
　　心室性期外収縮 [PVC]
　　心室頻拍 [VT][††]
　　　トルサード・ド・ポアンツ [torsade de pointes:TdP][†]：
　　　　心室頻拍に移行して容易に心室細動となる危険な不整脈
　　心室細動 [Vf][††]
　　　ブルガダ症候群：器質的心疾患がなく、心室細動による突然死をきたす疾患
- 徐脈性不整脈
  洞不全症候群
  房室ブロック　　1度房室ブロック
　　　　　　　　2度房室ブロック— Wenckebach 型、Mobitz type 2 型[†]
　　　　　　　　3度房室ブロック[†]

[†]危険な不整脈　　[††]致死的不整脈

CHAPTER 1 循環器系疾患

＜頻脈性不整脈（上室性）＞

1. **洞性頻脈**：洞結節からの正常洞調律で、規則的で速い脈（心拍数≧100/分）
   発熱、貧血、興奮、運動、甲状腺機能亢進症などで起こる

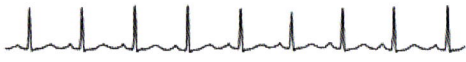

2. **上室性頻拍症**：QRSは幅狭く（0.12秒未満）
   心拍数100〜240/分

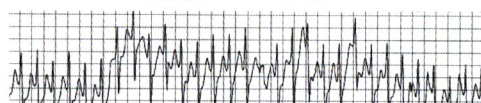

3. **心房細動**：P波は消失して、小さな細動波（f波）がみられる
   左心房内に血栓を形成しやすい

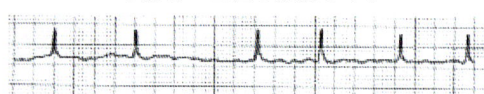

4. **心房粗動**：P波は消失して鋸波状の粗動波（F波）がみられる

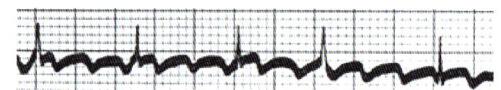

＜頻脈性不整脈（心室性）＞

心臓突然死を起こす危険な心電図

心室頻拍：心室細動に移行しやすい危険な不整脈

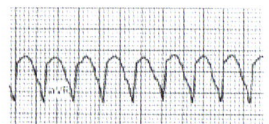

心室細動；不規則な波形が150〜300/分の頻度で出現
　　　　心室細動が数分持続すると死に至る最も危険な不整脈

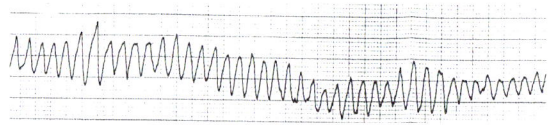

＜期外収縮性不整脈＞

上室性期外収縮（PAC）

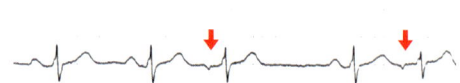

形の異なるP波が予定より早期に出現してQRSがつながる

心室性期外収縮（PVC）

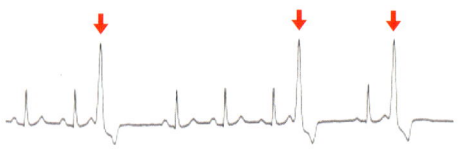

心室から本来より早期に異常興奮し、幅広いQRS波が出現する。多発性や連発している場合には、心室頻拍や心室細動に移行する危険があるので注意する

＜徐脈性不整脈＞

1. **洞性徐脈**：正常洞調律で、心拍数が50/分以下
   スポーツマンや甲状腺機能症などで起こる
2. **洞不全症候群**：洞結節の機能不全により洞停止、徐脈頻脈が起こる
   徐脈による心拍出量の減少によりめまいや失神を起こす
   ペースメーカー装着が必要の場合もある

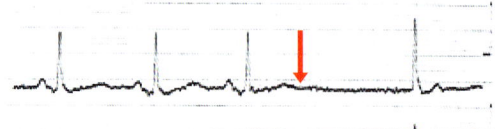

3. **房室ブロック**：心房から心室への刺激伝導が障害される。PQ時間の異常

1度房室ブロック
　PQ時間が0.2秒以上に延長する
　病的意義はない
2度房室ブロック
　Wenckebach型
　　PQ間隔が徐々に延長してQRSが脱
　　落する
　　迷走神経過緊張に伴う場合がほとん
　　どで、病的意義はない
　Mobitz 2型
　　PQ間隔が一定で、突然QRSが脱落
　　する
　　虚血性心疾患、心筋症など器質的異
　　常がある可能性が高い
3度房室ブロック
　完全に心房心室の伝導が絶たれる
　PとQRSが別々に起こる
　緊急ペースメーカーが必要な場合が
　ある

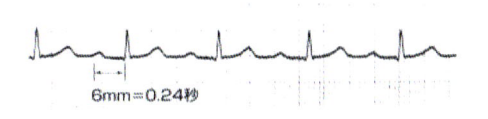

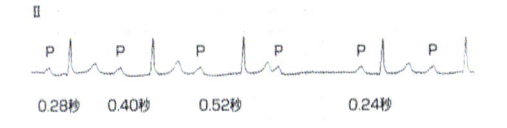

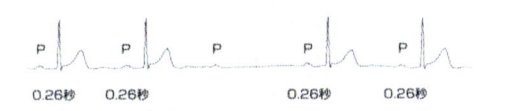

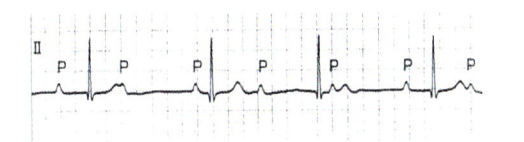

図2　不整脈の心電図。

表2　抗不整脈薬
Vaughan-Williams(ヴォーン・ウィリアムズ)の分類

クラス	作用		薬剤
I群	IA Naチャンネル遮断	APD延長	キニジン(キニジン®)、プロカインアミド(アミサリン®)、ジソピラミド(リスモダン®)、シベンゾリン(シベノール®)、ピルメノール(ピメノール®)、アジマリン
	IB Naチャンネル遮断	APD短縮	リドカイン(キシロカイン®)、メキシレチン(メキシチール®)、ジフェニルヒダントイン、アプリンジン(アスペノン®)
	IC Naチャンネル遮断	APD不変	フレカイニド(タンボコール®)、プロパフェノン(プロノン®)、ピルジカイニド(サンリズム®)
II群	β受容体遮断		プロプラノロール(インデラル®)、アテノロール(テノーミン®)、ビソプロロール(メインテート®)、ナドロール、ピンドロール、アセブトロール、メトプロロール(セロケン®)
III群	APDの延長が主な作用		アミオダロン(アンカロン®)、ソタロール(ソタコール®)
IV群	Ca拮抗薬		ベラパミル(ワソラン®)、ジルチアゼム(ヘルベッサー®)、ベプリジル(ベプリコール®)

APD：活動電位持続時間

表3　不整脈に対する対応

① 治療中に生じた高度徐脈には、硫酸アトロピン1アンプル(0.5mg、1mL)を生理食塩水20mLに溶解して、症状をみながら5mLずつ静脈投与
② 治療中に生じた発作性上室性頻拍症、発作性心房細動には、ワソラン®1アンプル(5mg、2mL)を生理食塩水20mLに溶解して、症状をみながら5mLずつ静脈投与
③ 治療中に生じた多発性心室性期外収縮、心室頻拍症には2%リドカイン(静注用キシロカイン2%®)1アンプル(1A：100mg、5mL)を生理食塩水20mLに溶解して、5mLずつ緩徐に静脈投与
④ 心室細動をみたら、AEDを準備して一次救命処置(BLS)を行い、救急搬送

ペースメーカー　ICD(Implantable Cardioverter Defibrillator)

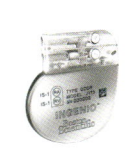

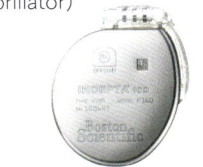

(©2013 Boston Scientific Corporation. All rights reserved.)
完全房室ブロックや洞不全症候群など病的徐脈となる疾患がペースメーカーの適応となる。
ICDは、致命的な不整脈である心室細動や心室頻拍など病的頻脈を自動的に感知し、必要に応じて電気的ショックを与える体内埋め込み型装置である。

図3　人工ペースメーカーと埋込み型除細動器(ICD)。

CHAPTER 2

脳神経系疾患

脳卒中（脳血管障害） stroke (cerebrovascular disorder)

疾患について

脳卒中とは、脳の血流の減少によって神経組織が死滅し、運動や感覚障害、失語などの神経症状が出現する。脳卒中は、虚血性（脳梗塞）と出血性に分類される（図1〜3）。高血圧、糖尿病、高脂血症、喫煙、肥満などの動脈硬化の危険因子、心疾患（心筋梗塞、心臓弁膜症、心房細動、心奇形など）、大量飲酒で脳卒中の発症リスクが高くなる。臨床症状の特徴は、くも膜下出血では突然の激しい頭痛、嘔吐、意識障害など重篤な症状を呈し、頭蓋内出血や脳梗塞では、障害される血管支配領域の局在症状を呈する（図4、表1）。内頸動脈領域（前・中大脳動脈）の大脳半球障害では半身の運動麻痺、感覚障害、構音障害、失語などが、後大脳動脈の障害では視野欠損が出現する。脳幹・小脳を環流する椎骨脳底動脈の障害では、眩暈、失調、構音・嚥下障害、顔面の麻痺や感覚障害、眼球運動障害を認める。これらの神経症状が一過性に出現し、多くは24時間以内に消失する病態を一過性脳虚血発作（transient ischemic attack: TIA）という。

照会状の書き方例

脳梗塞

歯周炎にて抜歯予定です。脳梗塞により、貴科にて加療中とのことですが、発症の時期と投薬内容、合併症も含め現在の病状[1〜3]につきご教示いただけましたら幸いです。片麻痺と失語がみられるようですが、歯科治療時、問題となる後遺症はありますでしょうか[4]。

抜歯本数は2本ですが、手術時間も短く難しいものではありません[5]。抜歯時、2％キシロカイン（1/8万エピネフリン添加）を1.8mL使用予定ですが、エピネフリン使用に関しては問題ないでしょうか[6]。ワーファリンを服用されていますが、PT-INRが3以下の場合は服薬を継続したまま抜歯可能です[7]。

その他、抜歯にあたり注意事項などございましたらご教授ください。

ご多忙のところ恐れ入りますが、よろしくお願い致します。

脳出血・くも膜下出血

親知らずの周囲に炎症を起こし、近日中に抜歯予定です。脳出血で貴科にて手術を受け、現在も通院中とのことですが、発症時期と投薬内容、合併症も含め現在の病状[1〜3]につきご教示いただけましたら幸いです。片麻痺がみられるようですが、歯科治療時、問題となる後遺症はありますでしょうか[4]。

照会のポイント

1. 脳卒中の発症時期と病状
2. 内服薬の種類
   合併症をもつ患者が多いので、多数の内服薬がある
3. 合併症の有無とコントロール状態
   高血圧、糖尿病、高脂血症、心疾患（狭心症、心筋梗塞、心臓弁膜症、心房細動、心奇形）などの有無
   血圧、血糖値、コレステロール値を確認し、再発や治療のリスク評価をする
4. 後遺症の有無
   歯科治療で問題となる症状はあるか？（図4、表1）
5. 歯科治療内容
   手術の侵襲度を担当医に知らせる
6. エピネフリン添加局所麻酔薬使用の可否
7. 脳梗塞で抗血栓薬（ワーファリン®やバイアスピリン®など）を服用している場合には、継続下で処置可能な旨を知らせる

抜歯は、約1時間以上の時間を要する難抜歯になるものと思われます[5]。抜歯時、2％キシロカイン（1/8万エピネフリン添加）を1.8mL使用予定ですが、エピネフリン使用に関しては問題ないでしょうか[6]。

その他、抜歯にあたり注意事項などございましたらご教授ください。

ご多忙のところ恐れ入りますが、よろしくお願い致します。

返書を理解するためのキーワード
❶心原性脳塞栓症／❷抗血栓薬／❸失語、失行、失認／❹TIA

手術の問題点

❶合併症への対応
　高血圧、糖尿病、高脂血症、心疾患（狭心症、心筋梗塞、心臓弁膜症、心房細動、心奇形など）、腎不全など脳卒中の原因疾患がある。

❷麻痺などの後遺症により処置が困難となることがある。
　片麻痺、失語、失行、失認などの後遺症がある（表1）。そのため体動困難、開閉口や嚥下を指示してもできない。また感情の起伏が激しくなったり、抜歯後の注意事項を忘れるなどの健忘症状を呈する場合がある。

❸慢性期脳梗塞患者では再発予防薬として、ラクナ梗塞・アテローム梗塞の患者は抗血小板薬（バイアスピリン®、プラビックス®、プレタール®、パナルジン®など）を、心原性脳塞栓症では抗凝固薬（ワーファリン®、プラザキサ®、イグザレルト®、エリキュース®、リクシアナ®）を服用しているので出血に注意する（表2、3）。

手術時の注意事項

❶発症後6か月以内では病状が安定せず、再発のリスクがあるので抜歯などの外科処置は避ける。

❷合併症に対する注意
　高血圧症では急激な血圧の上昇、糖尿病では易感染性、創傷治癒の遅延や低血糖発作、心疾患患者では胸痛発作、心不全の悪化、感染性心内膜炎などに注意する。

❸後遺症への対応
　後遺症のために、処置時間が通常より長くなることがある。
　嚥下障害がある場合は誤嚥・誤飲に注意する。
　理解力不足や記憶力の低下がある場合には、家族に付き添ってもらう。

❹抜歯時、抗血栓薬を中断すると脳梗塞の再発リスクがあるので、継続したまま抜歯を行う。その際、ワルファリン服用患者は、必ず抜歯間近のPT-INR値を測定し、治療域内であることを確認する。また、抜歯窩に吸収性ゼラチンスポンジなどの局所止血薬を填入、縫合するなど適切な局所止血処置を行う。

❺処置中あるいは処置後にTIAを含め急性期脳卒中が疑われる症状を認めた場合は、速やかに専門機関（脳神経内科・外科）へ搬送する。処置翌日は必ず診察し止血の状態、全身状態を確認する。

CHAPTER ❷ 脳神経系疾患

内科医からのコメント

　脳梗塞患者は、梗塞部位により後遺症がほとんどない患者から、重度の片麻痺、認知症、失語などを呈する患者まで多様である。治療前に患者の身体所見を確認し、治療方針の理解ができるか、治療中の姿勢を保てるか、治療中の注意事項を厳守できるかなど評価する。再発予防のため抗血小板薬や抗凝固薬を服用している。これらの内服薬および他の合併症に対する薬を確認し服薬の継続を指導する。神経症状が一過性に出現し、多くは24時間以内に消失する病態を一過性脳虚血発作（transient ischemic attack: TIA）という。TIAは脳卒中症状が短時間で自然に消失するため、しばしば軽視されがちになるが、初期対応の遅れが患者の転帰に致命的な影響を及ぼす危険性があるため、診療中にTIAを含め急性期脳卒中が疑われる症状を認めた場合は、速やかに専門機関への受診を指示する。

　脳出血の既往患者は、歯科治療時は血圧上昇に留意する。

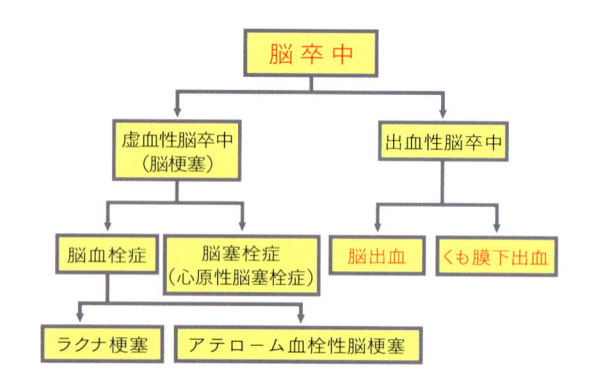

図1　脳卒中の分類。
脳血栓症：動脈硬化などにより脳の血管が狭くなり閉塞する。
脳塞栓症：頭蓋外に形成された栓子（血栓）が流出し脳の血管を塞ぐ。

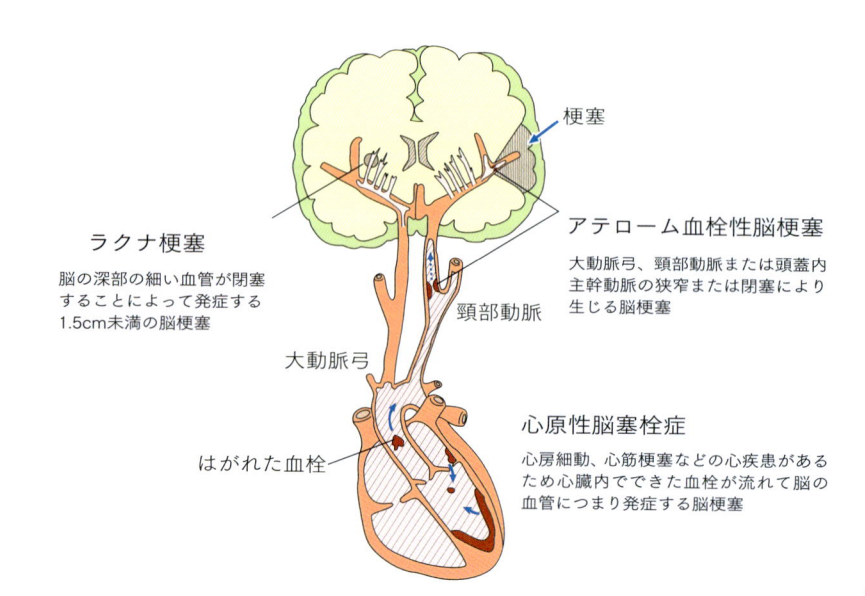

図2　脳梗塞の種類。

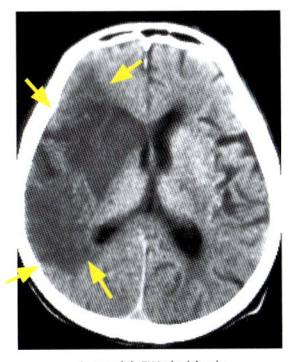

心原性脳塞栓症

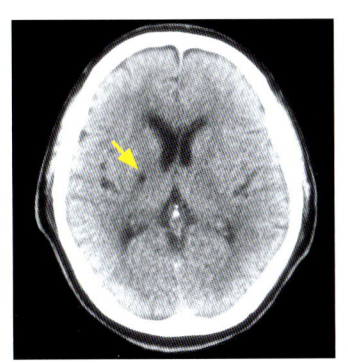

ラクナ脳梗塞
直径 5 mm 以内の小脳梗塞

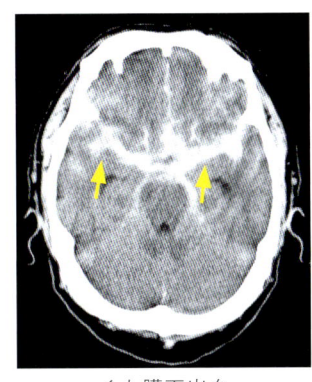

くも膜下出血

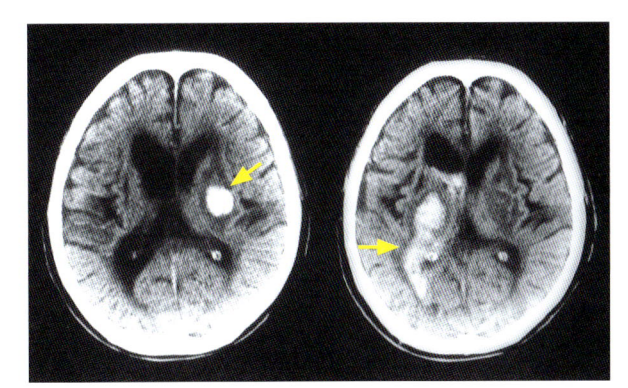

脳出血

図3　脳卒中の CT。
低吸収域(黒い部位)が梗塞部位。
高吸収域(白い部位)が出血部位。

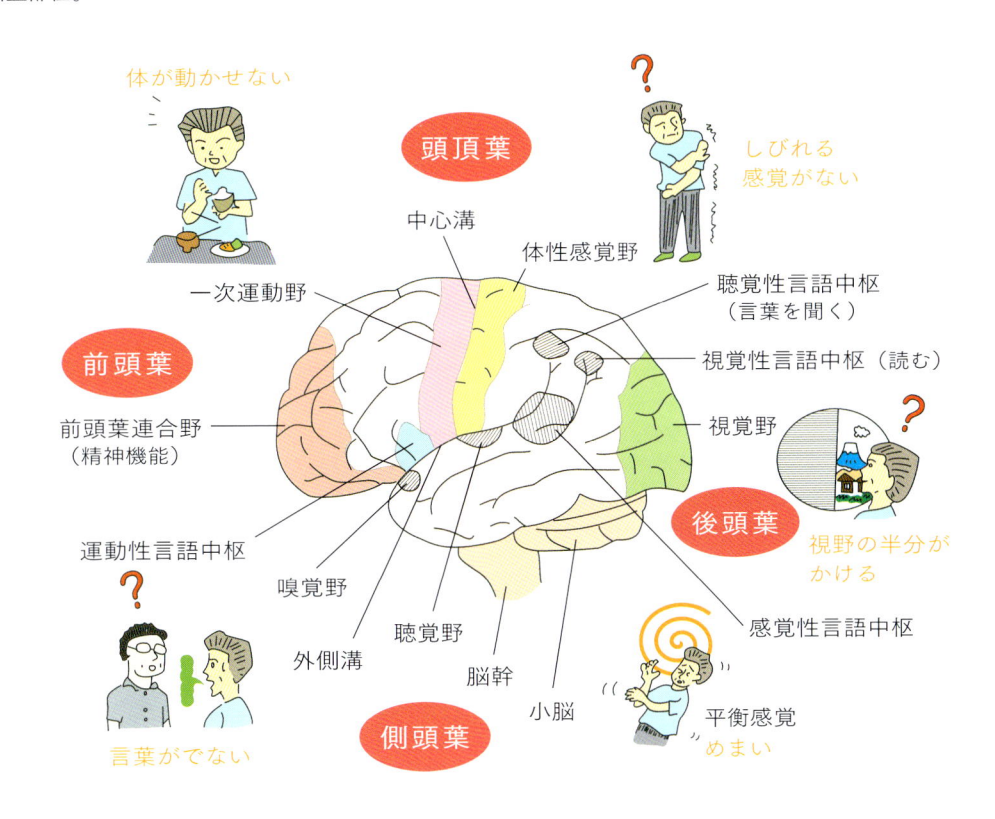

体が動かせない

頭頂葉

しびれる感覚がない

中心溝
体性感覚野
一次運動野
聴覚性言語中枢（言葉を聞く）
視覚性言語中枢（読む）
視覚野

前頭葉

前頭葉連合野（精神機能）

後頭葉

視野の半分がかける

運動性言語中枢
嗅覚野
聴覚野
外側溝
脳幹
小脳
感覚性言語中枢

言葉がでない

側頭葉

平衡感覚
めまい

図4　大脳の機能局在。

41

表1　脳梗塞の種類による症状

- **小血管の病変**
  - 片麻痺：左大脳から橋の損傷で右片麻痺、右側では左片麻痺が起こる
  - 感覚障害
  - ごく軽い麻痺と同側の運動失調
  - 構音障害
- **大血管の病変**
  - 意識障害
  - 失語：右手利きの言語中枢は左大脳半球にあるため、左言語野の損傷により言語機能の低下が起きる
  - 半側空間無視：損傷した脳の反対側が受けた刺激(視覚、聴覚、触覚などの感覚刺激)を無視する
  - 同名半盲：両目の同じ側が見えない(半分の視野が欠損)
  - 共同偏視：左右の眼球が一方向を向いたままの状態になる
  - 失行：行うべき動作が理解できているのに、意図的に行うことが困難。道具が上手に使えない
    (例)開閉口、咀嚼、嚥下を口頭で指示されてもできない。着衣失行。義歯を上手く装着できない
  - 失認：物の形や触っているものがわからない
    麻痺側の体を認知できず、麻痺側の歯を磨かない(半側身体失認)。人の顔が判別できない(相貌失認)

表2　周術期における抗血小板薬内服時の対処

- 出血時の対処が容易な小手術(抜歯など)の施行時は、抗血小板薬の内服は続行してよい
- 生検を含む消化管内視鏡検査などを行う場合、アスピリンは3日前に、クロピドグレルやチクロピジンは5日前、シロスタゾールは2日前を目安に中止する
- 出血時の対処が容易でない処置(ポリペクトミー、胃瘻増設など)、大手術(開腹手術)の施行時は、アスピリンは手術7日前に、クロピドグレルは14日前に、チクロピジンは10〜14日前に、シロスタゾールは3日前を目安に中止する
- 休薬期間中の血栓症や塞栓症のリクスが高い例では、脱水回避、輸液、ヘパリン投与などを適宜考慮する

(脳卒中ガイドライン2009より)

表3　周術期の抗凝固薬(ワルファリン)内服時の対処

- 出血時の対処が容易な小手術(抜歯など)の施行時は、抗凝固薬の内服は続行してよい
- 生検を含む消化管内視鏡検査などを行う場合、3〜4日前を目安に中止する
- 血栓・塞栓のリスクが低い症例における4〜5日以内の休薬では、ヘパリン投与は通常行わない
- 大手術時は、手術の3〜5日前までにワルファリンを中止し、ヘパリンに変更して活性化トロンボプラスチン時間を正常対照値の1.5〜2.5倍に調整する。手術の4〜6時間前にヘパリンを中止するか、手術直前に硫酸プロタミンでヘパリン効果を中和する

(脳卒中ガイドライン2009より)

パーキンソン病 Parkinson's disease

疾患について

パーキンソン病(PD)の有病率は、人口10万人に150人で、好発年齢は60歳代である。

PDは脳内のドパミン減少により、振戦(手足や下顎のふるえ)、筋強剛(筋肉のこわばり)、無動(動作が遅くなる)、姿勢保持反射障害(バランスがとりづらくなる)、すくみ足、小刻み歩行などの運動症状と、自律神経障害(便秘、排尿障害、起立性低血圧)や睡眠障害、うつなどの非運動症状を特徴とする進行性の神経変性疾患である(図1)。症状は徐々に進行し末期には寝たきりとなる。治療はL-ドパを中心とした薬物療法が主軸である(表1)。定位脳手術にて電極植え込みによる脳深部電気刺激療法(Deep Brain Stimulation:DBS)の外科療法も有効である。進行期では、小刻み歩行・すくみ足が進行し転倒しやすくなり、抗PD薬の効果が出現している時間(on時間)と減弱する時間(off時間)が現われることで、症状の日内変動を呈するようになる(ウェアリング・オフ：wearing-off)。進行とともにon時間が短縮してくるため数種類の抗PD薬が必要となる。

照会状の書き方例

歯周炎にて近日中に抜歯予定です。現在、貴院にてパーキンソン病でご加療中とのこと、現在の病状[1]、投薬内容[2]、wearing-offの有無[3]につきご教示いただけましたら幸いです。抜歯本数は1本で、手術時間も短く簡単な抜歯です[4]。抜歯時、2%キシロカイン(1/8万エピネフリン添加)を1.8mL使用予定ですが、エピネフリン使用に関しては問題ないでしょうか[5]。

抜歯にあたり、何か注意事項などございましたら、ご教授ください。

ご多忙のところ恐れ入りますが、よろしくお願い致します。

照会のポイント

1. 病期が早期か進行期か？
2. 抗PD薬の種類・量
3. wearing-offの有無
   1日で薬の効かない時間があるかどうか
4. 歯科治療内容
   手術の侵襲度を担当医に知らせる
5. エピネフリン添加局所麻酔薬使用の可否

キーワード
❶振戦／❷ウェアリング・オフ(wearing-off)／❸L-ドパ薬／❹悪性症候群

手術の問題点

❶抗PD薬の突然の中断により悪性症候群を発症する。

悪性症候群とは向精神病薬の使用や抗PD病薬の中断により、高熱、意識障害、筋強剛の増強、横紋筋融解を認め、急性腎不全、播種性血管内凝固症候群などの重篤な病態に陥る病態である。

❷抗PD薬の過剰投与により、自分の意志とは関係なく体の一部が動いてしまう不随意運動(ジスキネジア)や幻覚が発現する。歯科診療時には、口全体をもぐもぐしたり、舌を突きだしたりする口腔ジスキネジアに遭遇する可能性がある。

❸ウェアリング・オフ(wearing-off)
1日のうち薬が効かない時間(off時間)があり、症状が変動、悪化する。

❹L-ドパ薬服用患者ではカテコラミンに対する感受性が高くなっているので、エピネフリン添加の局所麻酔薬により著しい血圧上昇や頻脈を起こす。

❺抗PD薬の副作用に幻覚・妄想、突然の眠気、起立性低血圧などがある。

❻マクロライド系抗菌薬や抗真菌薬には抗PD薬の代謝を阻害するものがある。

手術時の注意事項

❶抗PD薬が効いている、ジスキネジアの出現が少ない時間帯に治療を行う。

❷口腔ジスキネジアがある場合には抗PD薬の過剰投与の可能性があるので主治医に相談する。

❸抗PD薬の服用患者は起立性低血圧がみられる場合があるので、デンタルチェアはゆっくり起こす。

❹進行期の場合は嚥下障害があるので、外科処置時の注水の際、誤嚥しないようにする。

❺L-ドパ薬服用患者ではカテコラミンに対する感受性が高くなっているので、エピネフリン添加の局所麻酔薬により著しい血圧上昇や頻脈を起こすので使用は禁忌である。

❻抜歯後の疼痛や腫脹により経口摂取が困難になった場合、内服薬の中断による悪性症候群を併発させないように留意する。

❼マクロライド系抗菌薬や抗真菌薬には抗PD薬の代謝を阻害するものがあるので注意する。

内科医からのコメント

パーキンソン病は、振戦、筋強剛、動作緩慢、歩行障害などの運動症状と、自律神経症状(便秘、起立性低血圧、排尿障害)、うつ、認知症などの非運動症状を認める。進行期では、薬の効果が出現している時間(on時間)と減弱する時間(off時間)の日内変動(wearing-off)や、ジスキネジアを呈するようになる。歯科治療時にはon状態になるように内服時間や診察時間に調整し、またジスキネジアの出現が少ない時間帯に診察する。

著明な起立性低血圧を有する患者では起立時に失神を生じることがあり、診療後はゆっくり起き上がるように指示する。L-ドパ製剤を内服中の周術期の患者では、悪性症候群を引き起こさないために、内服不能な場合はL-ドパ配合剤100mgにつきL-ドパ製剤50～100mg/日を朝1回1時間程度で静脈内点滴投与を行うようにし、L-ドパ製剤を中断しないことが重要である。

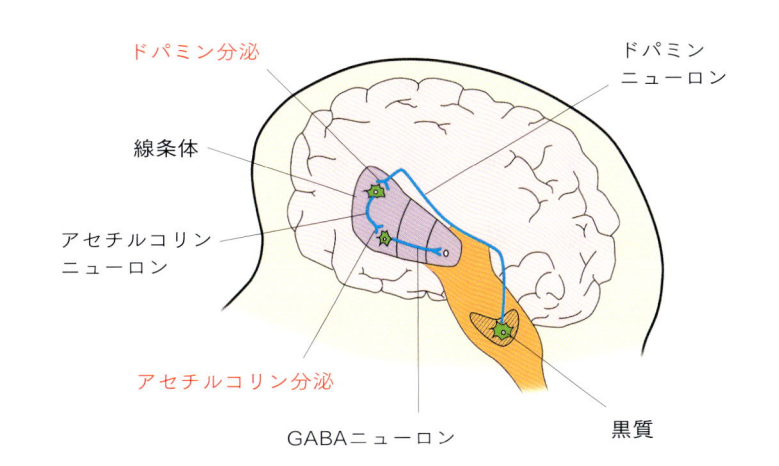

図1　パーキンソン病の病態。
　大脳の線条体は神経伝達物質のドパミンとアセチルコリンのバランスにより運動機能が維持されている。パーキンソン病(PD)は、中脳の黒質の変性によりドパミンが減り、線条体のドパミンが不足し、アセチルコリンが優位な状態になり運動障害が起こる。

（図：ドパミン分泌、ドパミンニューロン、線条体、アセチルコリンニューロン、アセチルコリン分泌、GABAニューロン、黒質）

表1　パーキンソン病治療薬

L-ドパおよびDCI 　ドパストン®、イーシドパール®、マドパー®、 　メネシット®、ネオドパストン®	脳内で不足しているドパミンを補充
ドパミン受容体刺激薬 　非麦角系：ビ・シフロール®、ミラペックス®、レキップ® 　　　　　　注射用アポカイン®、ニュープロ貼付薬® 　麦角系：カバサール®、ペルマックス®	脳内のドパミン受容体を刺激して、そのはたらきを高める
塩酸アマンタジン 　シンメトレル®	ドパミンの放出を促進
ノルアドレナリン補充薬 　ドプス®	病気が進行するにつれ減少する ノルアドレナリンを補う
抗コリン薬 　アーテン®、アキネトン®	アセチルコリンのはたらきを抑えて ドパミンとのバランスを保つ
ドパミン代謝改善薬 　COMT阻害薬：コムタン® 　MAO-B阻害薬：エフピー®	ドパミンを分解する酵素のはたらきを抑える
ドパミン賦活薬 　トレリーフ®	ドパミン神経を活性化

てんかん epilepsy

疾患について

　てんかんとは、大脳神経細胞の過剰発射(てんかん性発射)による突然の意識消失、痙れん発作を繰り返して起こす慢性の脳疾患である。発作型は、全般発作と部分発作に大別される(表1)。脳波検査が診断に重要である。抗てんかん薬は発作型で異なり、全般発作の第1選択薬はバルプロ酸ナトリウム(デパケン®)、第2選択薬はフェニトイン(アレビアチン®)、フェノバルビタール(フェノバール®)、クロバザム(マイスタン®)などで、部分発作の第一選択薬はカルバマゼピン(テグレトール®)である(表2)。新規抗てんかん薬の一部を除き、ほとんどの抗てんかん薬は有効血中濃度が定められている。フェニトインの副作用に歯肉増殖がある。

照会状の書き方例

　近日中に、う歯のために3本の抜歯を予定しています。患者様より、現在貴院にて、てんかんのため加療中と伺いました。つきましては、最近の病状[1]、投薬内容[2]につきご教示いただけましたら幸いです。抜歯は、歯肉の切開および歯の周囲骨削除を要し、多少ストレスがかかることが予測されます[3]。抜歯後にはセフェム系かペニシリン系の抗菌薬を投与します[4]が、抜歯にあたり留意するべき点がございましたらご教授ください。ご多忙のところ恐れ入りますが、よろしくお願い致します。

照会のポイント
1. 最近の痙れん発作の有無と頻度
2. 抗てんかん薬の種類
3. 歯科治療内容
   手術の侵襲度を担当医に知らせる
4. 術後の抗菌薬の確認

キーワード
❶痙れん発作／❷全般発作と部分発作／❸バルプロ酸ナトリウム(VPA)
❹カルバマゼピン(CBZ)

手術の問題点

❶抗てんかん薬が指示どおり服薬されていないと、歯科処置時の痛みやストレスでてんかん発作が誘発されることがある。

❷ライトの光に対して発作が誘発されることがある。

❸歯科治療中に抗菌薬を使用する際は、薬剤の相互作用に留意して抗菌薬を選択する。
　抗てんかん薬のバルプロ酸ナトリウム(VPA)とカルバペネム系抗菌薬の併用でてんかん発作を起こす恐れがある。

表1　てんかんの発作型分類

全般発作
中心脳（網様体賦活系〜視床）からの異常発射
　①欠神発作：短時間の意識消失・無反応を特徴とする
　②強直間代発作：全身の強直性痙れん（手足を硬く突っ張る）が出現した後に間代性痙れん（がくがくとふるえる）に移行
　③ミオクロニー発作：四肢がピクつく意識消失
　④脱力発作：筋力低下が同時に生じ転倒する。

部分発作
一側の大脳半球の一部からてんかん発射が始まる。てんかん発射が生じる脳領域によりさまざまな症状を呈する
　①単純部分発作：意識が清明なまま単純な運動症状、感覚症状、自律神経症状、精神症状など伴う
　②複雑部分発作：意識障害を伴う

表2　抗てんかん薬の種類

バルプロ酸ナトリウム（VPA）	デパケン® セレニカ® バレリン®
フェニトイン（PHT）	アレビアチン® ヒダントール®
フェノバルビタール（PB）	フェノバール® ルミナール®
ジアゼパム（DZP）	セルシン® ホリゾン® ダイアップ®
クロバザム（CLB）	マイスタン®
カルバマゼピン（CBZ）	テグレトール®
ゾニサミド（ZHS）	エクセグラン®
ガバペンチン（GBP）	ガバペン®
トピラマート（TPM）	トピナ®
ラモトリギン（LTG）	ラミクタール®
レベチラセタム（LEV）	イーケプラ®

手術時の注意事項

❶抗てんかん薬の休薬・減量による発作の誘発を避けるため、患者に休薬をしないように指導する。

❷発作を誘発しないように、処置時、ライトが目を直射しないように注意する。

❸VPAとカルバペネム系抗菌薬（メロペン®、カルベニン®、チエナム®）の併用は、てんかん発作の再発の可能性があるので併用禁忌である。カルバマゼピン（テグレトール®）とマクロライド系抗菌薬（クラリス®、エリスロマイシン®）の併用は、血中濃度を上昇させ、中毒症状（眠気、ふらつきなど）を起こす恐れがある。

❹痙れん発作のほとんどは数分で消失するので、発作が起きた場合にはあわてずに患者の症状を観察する。その際、患者が暴れてデンタルチェアから転落しないように安全を確保する。とくに経過観察のみで応急処置を要さない。緊急時はジアゼパム（セルシン®）の静注が有効である。発作が断続的に持続する場合は救急要請する。

内科医からのコメント

てんかん患者の治療時には、最近の発作有無、頻度、性状、内服薬を確認する。発作型は部分発作と全般発作がある。第1選択薬は部分発作ではカルバマゼピン（CBZ）、全般発作ではバルプロ酸ナトリウム（VPA）で、高頻度に使用されている。多くの抗てんかん薬は有効血中濃度が定められている。VPAとの併用禁忌薬にはカルバペネム系抗菌薬がある。マクロライド系抗菌薬はVPA、CBZの血中濃度を上昇させるため、長期使用時には血中濃度を測定する。抗てんかん薬の休薬・減量による発作の誘発を避けるため、休薬をしないように指導する。

認知症 dementia

疾患について

　本邦では超高齢社会に伴い認知症の有病率は増加し、2010年の65歳以上の高齢者が全人口に占める割合は23％（2,700万人）で、このうち約15％（400万人）が認知症とされている。認知症とは、一度発達した認知機能が後天性的な障害によって持続的に低下し、日常生活や社会生活に支障をきたすようになった状態をいう。臨床症状の中核症状は記憶障害と認知機能障害（失語・失認・失行・遂行機能障害）からなり、周辺症状は不安、焦燥、抑うつ、徘徊、不眠、幻覚・妄想、暴言・暴力などがある。アルツハイマー型認知症が最も多く、次いで脳血管性認知症である（表１）。その他、正常圧水頭症、甲状腺機能低下症、ビタミンなどの代謝・栄養障害による認知症などがある。

　認知症治療薬には、アリセプト®、メマリー®、レミニール®などがあり、経口投与ができない患者に対しては背中や胸の皮膚に貼付するイクセロン®パッチがある。認知症は、記憶や学習に関係する神経伝導物質で脳全体を活性化するアセチルコリンの量が減ることで発症するとされる。アリセプト®、レミニール®、イクセロン®パッチは、アセチルコリンを分解するアセチルコリンエステラーゼを阻害し脳内のアセチルコリン量を増やす作用がある。

照会状の書き方例

　近日中に歯周炎にて抜歯を予定しています。患者家族より認知症にて貴院に通院中と聞きましたが、現在の病状[1]、投薬内容[2]につき合併症[3]も含めご教示いただけましたら幸いです。抜歯は容易で、処置時間も短く[4]、局所麻酔時に一過性のストレスがかかる程度です。

　抗血栓薬を服用している場合には、継続下に抜歯致します[5]。その他、抜歯時の留意点につき何かございましたらお教え下さい。

　ご多忙のところ恐れ入りますが、よろしくお願い致します。

照会のポイント
1. 認知症の進行程度
2. 内服薬の種類
3. 合併症の有無
4. 歯科治療内容
   手術の侵襲度を担当医に知らせる
5. 抗血栓薬の服薬

キーワード
❶アルツハイマー型認知症／❷脳血管性認知症／❸抗血栓薬

手術の問題点

❶後遺症のため歯科処置が困難になる（病状の進行程度による）。

・健忘、見当障害、思考障害がある場合は、意思疎通が困難である。

- 痛みを認識することが困難になっている。
- 嚥下障害がある。
- 口を閉じたまま開けようとしない、噛みついたり、暴力をふるったりなど非協力的であることが多い。

❷脳血管性認知症では、脳梗塞再発予防のために抗血栓薬を服用している。
　また、高血圧、糖尿病などの危険因子をコントロールするために降圧薬や血糖降下薬を服用している。

❸セルフケアが困難となり、口腔衛生状態が不良な場合が多い。

手術時の注意事項

❶理解・動作・移動に時間を要するため、診察時間を通常より十分にとり、指示説明は簡単に分かりやすく、一度に多くを行わないようにする。

❷長時間の開口は集中力が続かず困難になることが予測されるため、診療時間を短時間にする。

❸嚥下障害がある時には誤嚥・誤飲に注意する。

❹抗血栓薬を服用している場合には、脳梗塞再発予防のため抗血栓薬継続下での処置を検討する。

❺高血圧、糖尿病などの合併症の有無を確認する（対応は10〜16、58〜62頁を参照）。

❻口腔衛生状態が悪い場合には、術後感染に注意する。

❼診断や治療の説明は患者の家族にも一緒に行い、患者の情報を共有する。外科手術時には、術後の注意、服薬指導は介護者とともに行う。

内科医からのコメント

認知症の原因疾患はアルツハイマー型認知症が最も多く、次いで脳血管性認知症である。認知症患者は理解・動作・移動に時間を要するため、診察時間を通常より十分にとり、指示説明は簡単にわかりやすく、一度に多くを行わないようにする。長時間の開口や無理な体勢での口腔ケアは集中力が続かず困難になることが予測されるため治療の時間配分に留意する。診断や治療の説明は患者の家族にも一緒に行い、患者の情報を共有することが必要である。診療中、口を閉じたまま開けようとしない、怒りだすなどの非協力的な症状が出現した場合は、治療を一時中止する。また、脳血管性認知症では抗血栓薬を内服していることが多く、止血に留意する。

表1　アルツハイマー型認知症と血管性認知症

- アルツハイマー型認知症
　　近時記憶（数分〜数日前の記憶）の障害が最も早期に出現し、約束を忘れる、財布や眼鏡などの身の回りの物の置き場所がわからなくなる、食べたばかりの食事の内容を思いだせないなどの症状を認める。症状が進むと、人物や場所がわからなくなり、徘徊（あてもなく歩きまわる）などを行うため介護が必要となる。末期では寝たきりとなり、肺炎、脳卒中、心疾患などの合併症で死に至る

- 血管性認知症
　　脳血管障害（脳卒中）に関連した認知症を総称したもので、遂行機能障害と注意障害が主徴である。また早期から歩行障害、易転倒性、尿失禁、感情失禁などを認める
　　　遂行機能障害：自分で考え、計画して行動することができない。何かをすることがスムーズにできない。物事の優先順位がつけられない
　　　注意障害：周囲からの刺激に対して必要なものに意識を向けたり、集中することができない

CHAPTER 3

呼吸器系疾患

CHAPTER ❸ 呼吸器系疾患

気管支喘息 bronchial asthma

疾患について

喘息は、空気の通り道である気管支などに炎症が起き、空気の流れが制限される疾患である。気道はいろいろな吸入刺激に過敏に反応して、発作的にせき、"ぜーぜー"と気管支が鳴る喘鳴、呼吸困難が起きる（図1）。気流制限は軽いものから死に至るほどの高度のものまであり、自然に、また治療により回復し可逆的である。しかし、長く罹っている成人の喘息患者の気道では、炎症とその修復が繰り返される過程で気道の壁が厚くなって、気流制限が元に戻り難くなり、気道の敏感さも増加するといわれている。

照会状の書き方例

今後、歯周炎にて抜歯を検討している患者様です。

貴院にて、気管支喘息の投薬・加療中とのことですが、現在の病態・病状・投薬内容・発作の誘発原因[1]をご指示下さい。

歯科処置に関しては術後の消炎鎮痛薬はカロナールを予定[2]していますが、使用可能な薬剤があれば指示していただければ幸いです。

また、発作時の対応として吸入薬などの処方および対応の指示[3]をお願い致します。

その他、抜歯にあたり注意事項がありましたらご教授していただければ幸いです。

お忙しいところ恐れ入りますが、よろしくお願い致します。

照会のポイント

1. 喘息発作の誘発原因を確認する
2. アスピリン喘息患者の場合はNSAIDsの使用不可能な場合があるため、鎮痛薬の使用内容を明記する
3. 喘息発作時の対応と気管支拡張薬の投薬指示を確認する

キーワード
❶喘息症状のコントロール／❷アスピリン喘息

手術の問題点

❶気管支喘息は気道の慢性炎症性疾患であるため、さまざまな刺激により気道内腔が狭窄する。
❷喘息の症状は発作性や反復性に出現する。
❸アスピリン喘息は喘息患者の5～20%に認められ、非ステロイド抗炎症薬(NSAIDs)を服用し、30分から2時間後に重篤な発作をきたす場合がある。アスピリン以外のNSAIDsでも発作は発生し、内用以外でも坐薬、貼付薬でも発作は誘発される。

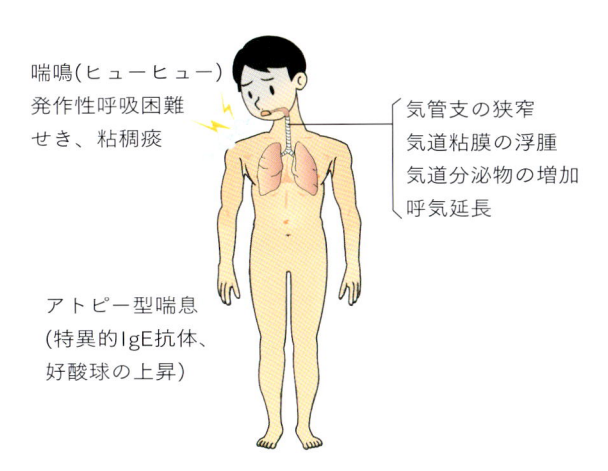

図1　気管支喘息の症状。

手術時の注意事項

❶歯科治療に伴う刺激や痛み、緊張のストレスによって喘息発作が誘発されることがある。

❷喘息の治療を十分に行いコントロールが良好な状態で歯科治療を行うことが必要である。

❸アトピー型、非アトピー型などアレルギーにより発作が誘発されるため問診で確認する。

❹時期や疼痛、ストレスなどにより発作が誘発される可能性が高い場合は入院を検討し、発作時に対応するため静脈確保しながらの治療も検討する必要がある。

❺アスピリン喘息の患者は投薬により致命的な発作が起こる可能性がある。また鼻ポリープや副鼻腔炎を伴っている場合がある。

❻気管支喘息の患者は長期管理のため吸入ステロイド薬を第1選択薬として用い、重症度に応じて気管支拡張薬やテオフィリン薬（テオドール®、ネオフィリン®など）、ロイコトリエン受容体拮抗薬（オノン®、アコレート®など）を併用するため、長期管理中の患者ではステロイド使用量の確認も必要である。歯科治療の際には日常使用している薬を持参させる。

❼ゴム手袋の臭いや口腔内の水・唾液の貯留によっても発作が誘発されることがあるので注意する。

❽発作を起こした場合には仰臥位では呼吸困難が増強するため起座位にして、持参している吸入薬を使用する。

内科医からのコメント

　気管支喘息患者では発作予防のため、気管支拡張薬（テオフィリン製剤）、抗アレルギー薬の内服や、吸入ステロイド薬やβ刺激薬を使用している。治療前に内服薬の種類、服薬状況、最近の喘息発作の有無を確認する。症状がコントロールされている患者においても、過度のストレスや緊張で発作が誘発されることがあるため、発作の誘因（アスピリン、季節、ホコリなど）を問診する。喘息発作時に使用している吸入薬があれば、治療時に持参するよう指示する。マクロライド系、ニューキノロン系の抗菌薬はテオフィリン血中濃度を変動させるため、テオフィリン製剤を内服中の患者では使用を避ける。

CHAPTER ③ 呼吸器系疾患

慢性閉塞性肺疾患　chronic obstructive pulmonary disease (COPD)

疾患について

　COPDの診断は、スパイロメーターという器械を使った呼吸機能検査（スパイロ検査）によって行い、肺活量および息を吐くときの空気の通りやすさを調べる。COPD患者は息が吐きだしにくくなっている（図1）。1秒量（FEV1）を努力肺活量（FVC）で割った1秒率（FEV1.0％）の値が70％未満だと、COPDと診断される。また病気の進行に伴い、1秒量が予測値よりも低くなっていく。COPDの病期は、1秒率と1秒量に基づいて分類される。またCOPDの重症度は、呼吸機能に加えて慢性のせき・たんの症状、呼吸困難の程度、運動能力低下の程度、増悪の程度から判定する。

照会状の書き方例

　今後、歯周炎にて抜歯を検討している患者様です。
　貴院にてCOPDの投薬・加療中とのことですが、現在の肺機能の状態・病状・治療内容[1]をご教示下さい。
　治療時間は約30分程度を予定しており、血圧、SpO_2モニター下にての処置[2]を検討しております。
　その他、抜歯に関しての注意事項がありましたらご教授していただければ幸いです。

照会のポイント
1. 現在の肺機能の状態を確認する
2. 手術時間の程度を示す

キーワード
❶COPD／❷肺機能／❸1秒率

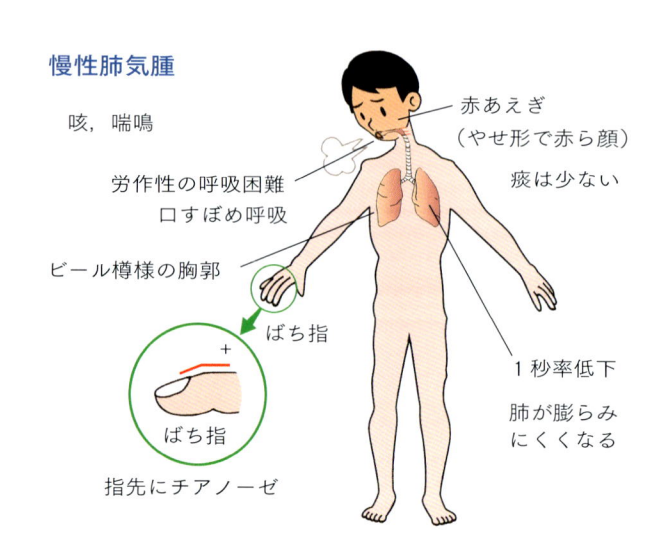

慢性肺気腫
咳，喘鳴
労作性の呼吸困難
口すぼめ呼吸
ビール樽様の胸郭
ばち指
指先にチアノーゼ
赤あえぎ（やせ形で赤ら顔）
痰は少ない
1秒率低下
肺が膨らみにくくなる

図1　慢性閉塞性肺疾患（COPD）の症状。

表1　肺機能の状態

病期		特徴
Ⅰ期	軽度の気流閉塞	FEV1.0％＜70％ FEV1≧80％予測値
Ⅱ期	中等度の気流閉塞	FEV1.0％＜70％ 50％≦FEV1＜80％予測値
Ⅲ期	高度の気流閉塞	FEV1.0％＜70％ 30％≦FEV1＜50％予測値
Ⅳ期	極めて高度の気流閉塞	FEV1.0％＜70％ FEV1＜30％予測値、 またはFEV1＜50％予測値で慢性呼吸不全を合併

1秒量(FEV1)：最初の1秒間で吐きだせる息の量
努力肺活量(FVC)：思い切り息を吸ってから強く吐きだしたときの息の量
1秒率(FEV1.0％)：FEVI/FVC（FEV1値をFVC値で割った値）

手術の問題点

❶呼吸器症状だけではなく高血圧症や心不全などの循環器系、糖尿病などの代謝系疾患を合併することがある。

❷症状が安定している時期に行うことが必要である。

手術時の注意事項

❶COPDの患者は肺機能の状態がⅠ～Ⅳ期と分かれており（表1）、それらの全身状態によって歯科治療が可能か、もしくは可能なところまでの治療とするかを歯科医師が判断する。

❷年齢によっても状態が変化する疾患であるため、発症から現在までの病態を確認する必要がある。

❸歯科治療中は、なるべく血圧、血中酸素飽和度（SpO_2）をモニターし、SpO_2が90％以下にならないように注意しながら行う必要がある。

❹とくに在宅酸素療法を行っている患者は呼吸調節に変化をきたしているために、酸素を授与する場合はCO_2ナルコーシス（CO_2が蓄積し意識障害をきたす）予防のため、必要以上に酸素濃度は上げない。

内科医からのコメント

　原因は90％以上が喫煙とされ、症状はせき、喀痰、労作時に息切れ、重症者では呼吸困難を認める。病期は、Ⅰ（軽度）からⅣ期（極めて高度）に分類される。治療は気管支拡張薬（抗コリン薬、$β_2$刺激薬、吸入ステロイド薬）や去痰薬、鎮咳薬で、マクロライド系の抗菌薬を使用することもある。重症者では在宅酸素療法を行っている。増悪因子は呼吸器感染症と大気汚染であり、症状が短期間で急激に悪化することがあるため、感染症を合併している時期には歯科治療は避けた方がよい。治療中は呼吸状態に留意し、重症者ではSpO_2を測定しながら治療する。なお、増悪時の第1選択薬は短時間作用性$β_2$刺激薬の吸入である。

CHAPTER 4

代謝性疾患

CHAPTER 4 代謝性疾患

糖尿病 diabetes mellitus (DM)

疾患について

　糖尿病はインスリンの欠乏、作用不足によって血液中のグルコースを末梢組織の細胞内に取り込むことができず、高血糖状態が持続する疾患で、糖、蛋白、脂肪、電解質などの代謝が侵される代謝性疾患である。絶対的インスリン欠乏のために起こる1型とインスリンの分泌量低下や作用不足による2型に大別される（表1）。糖尿病の診断は、血糖値の高値を確認し、HbA1c、糖尿病の典型的症状（口渇、多飲、多尿、体重減少）、糖尿病性網膜症の有無、過去の血糖値における「糖尿病型」の有無、臨床所見、家族歴などから総合的に診断される（表2、3）。HbA1cは、近年、NGSP値が糖尿病の判定基準に用いられるようになった（表4）。

※ HbA1c値（グリコヘモグロビン）
グルコースは赤血球に含まれるヘモグロビンと結合してグリコヘモグロビンとなる。赤血球の寿命が約120日なので、HbA1cを測定することによって過去1～2か月間の平均血糖値を知ることができる。基準値は4.3～5.8％で、糖尿病患者では6.5％（NGSP値）未満を目標とする。

照会状の書き方例

　根尖性歯周炎にて抜歯の予定です。現在、貴院にて糖尿病で加療中ですが、血糖のコントロールはいかがでしょうか[1]。HbA1c値[2]、尿検査の結果[3]、治療内容（投薬内容）[4]および合併症[5]を含め、最近の病状につきご教示いただければ幸いです。
　○月○日、2％キシロカイン（1/8万エピネフリン添加）局所麻酔下に、1本の抜歯予定ですが、歯肉の切開と骨削除を要する難抜歯のケースです[6]。術後の疼痛、腫脹が数日間続き、摂食障害となることが予測されます。感染予防のために抜歯前日より抗菌薬（サワシリン750mg/日）の投与を行います[7]。空腹時の処置は避けますが、抜歯にあたりその他注意事項などございましたら、ご教授ください。
　ご多忙のところ恐れ入りますが、よろしくお願い致します。

キーワード
❶ HbA1c／❷ NGSP値／❸ インスリン療法／❹ 低血糖性ショック

照会のポイント

1. 血糖値がコントロールされているかどうか？
2. HbA1c値
3. 尿糖、尿ケトン体陽性か？
4. 治療内容
   どの治療法がなされているか？　食事療法、運動療法、経口血糖降下剤、インスリン療法か（表5）？　糖尿病の治療の基本は食事療法と運動療法であるが、それで血糖がコントロールされない場合は経口血糖降下薬かインスリンの薬物療法が行われる。
   糖尿病治療薬の種類、投与量、投与回数
5. 合併症などの基礎疾患の有無（表6）
   脳梗塞、心筋梗塞、腎疾患など
6. 歯科治療内容
   手術の侵襲度を担当医に知らせる
7. 抗菌薬の予防投与
   血糖のコントロールが悪い症例では、抗菌薬の予防投与を行う

手術の問題点

❶低血糖性ショック

　手術前に食事を摂っていない場合や食欲の低下などが原因で低血糖症を起こす。血糖値が50mg/dL以下になると大脳は正常な機能を行えない。そのため、低血糖になるとあくび、悪心などの大脳の機能低下症状や低血糖に対処しようと交感神経が刺激され、発汗、頻脈、過呼吸などの症状が現れる。さらに症状が悪化すると、意識消失、痙れん、低血圧となり、死に至る場合もある。

❷過血糖による昏睡

　コントロール不良の糖尿病患者では、グルコースの代わりにエネルギー源として脂肪が代謝され、過血糖の状態が長期にわたるとアセトンなどのケトン体の血中濃度が上昇して、代謝性ケトアシドーシスとなる。そのため嘔気、Kussmaul呼吸(深くて早い呼吸)、果実臭の呼気(アセトンが呼気中に排出されるため)、ケトン尿などの症状が起こり、悪化すると昏睡状態となり死に至る。

　血糖値のコントロールが比較的良好な場合でも、手術侵襲、麻酔、ストレスにより各種ホルモンやカテコラミンの分泌が亢進され、インスリン作用が低下し高血糖状態になることがある(外科的糖尿病)。

❸手術後疼痛などによる摂食障害

❹易感染性、感染の重症化

　高血糖状態では白血球の食作用の低下、細小血管の変化による局所の血流量の減少と、それに伴う損傷組織への酸素供給量が減少し、感染を起こしやすい。コントロール不良患者では、感染が起こると血糖値を上昇させるカテコラミンや糖質コルチコイドなどのホルモンの分泌が増加し、さらに高血糖状態となり感染が悪化する。血糖値のコントロールが悪い患者の抜歯を行った後、炎症が重症化して口腔蜂窩織炎を起こす場合があるので注意する(図1)。

❺手術創の治癒の遷延化、ドライソケット

❻慢性合併症の悪化

手術時の注意事項

❶歯科外科処置を行う場合は、日本糖尿病学会の血糖コントロール指標で「良」以上の範囲にコントロールされているのが望ましい(HbA1c・NGSP 6.9%未満、空腹時血糖値130mg/dL未満、食後2時間血糖値180mg/dL未満/表7)。血糖が非常に高いと重症感染症を起こす危険があるので、外科処置は禁忌である。

❷処方薬を手術当日も服薬するよう指示する。

❸昼食や夕食前などの空腹時のアポイントを避ける。手術の前に必ず食事を摂るよう指示し、空腹でないことを確認する。

❹慢性合併症があるときには、その重症度を評価し血圧、心電図をモニターする。

❺血糖のコントロールが十分でない場合には、抗菌薬の投与を十分に行う(術前・術後投与)。

❻治療中のストレスや不安を減らす。

❼エピネフリン含有局所麻酔については、一時的な血糖値の上昇がみられるという報告があるものの、糖尿病のコントロールが良好な場合(糖尿病ガイドランの優または良、尿ケトン体が陰性)は問題ない。しかし、脳梗塞、心筋梗塞、網膜症、腎症などの合併症がある場合には注意する。

❽低血糖発作を起こした場合

　緊急に血糖値をあげないと昏睡状態に陥る。静脈ラインが確保されている場合には、50%グルコースを20mL以上投与する。経口の場合は、

CHAPTER 4 代謝性疾患

表1 糖尿病の成因分類

1型糖尿病
- インスリンは膵臓のβ細胞から分泌されるが、β細胞の破壊により絶対的インスリン欠乏のために起こる病型。自己免疫機序が関与
- 20歳以下の若年者に発症することが多い
- インスリン治療が必須
- 血糖値のコントロールが困難で、過血糖や低血糖を起こしやすい

2型糖尿病
- インスリンの分泌量低下や作用不足による病型
- 40歳以上に多い。肥満、遺伝などが関係。生活習慣病とされる
- 90％以上が2型糖尿病
- 治療は、まずは食事療法、運動療法や経口血糖降下剤の投与が行われ、改善なければ、インスリン療法

特定の機序・疾患による糖尿病
- 内分泌疾患に起因する…クッシング症候群、褐色細胞腫、甲状腺機能亢進症など
- ステロイド性糖尿病…慢性関節リウマチなどの膠原病、喘息、アレルギー性疾患、がんなどでステロイド治療をしている場合
- など

妊娠糖尿病

砂糖水、スティック砂糖を飲ませる(砂糖10〜20g、4gのペットシュガーだと3〜5袋)。あめ玉はなかなか血糖値が上がらず、声をかけても反応が鈍い虚脱状態では誤嚥の危険がある。患者の状態が過血糖か低血糖かわからない場合には、まずは血糖値を上げる処置を行う。過血糖であったとしても糖の投与によって状態を悪化させるという心配はない。

意識がない場合には救急搬送する。

❾合併症で重篤な腎障害がある場合には、腎排泄型でないマクロライド系の抗菌薬を選択するか、ペニシリン系やセフェム系の場合は投与量を減量する。

❿無痛処置を心掛け、術後も疼痛で摂食困難となり低血糖発作を起こさないよう鎮痛薬の投与を十分に行う。

内科医からのコメント

糖尿病患者は血糖コントロールのため、食事・運動療法に加え、経口血糖降下薬の内服またはインスリン製剤の皮下注射を施行している。血糖コントロールは過去1〜2か月の状態を反映するHbA1c(正常値：NGSP 6.2％未満、JDS 5.8％未満)を指標とし評価する。内服やインスリン療法中の患者で最も留意すべき点は低血糖発作である。低血糖の初期症状は、空腹感、あくび、動悸、冷や汗、眠気などで、進行すると意識消失や異常行動、痙れんなどを生じる。歯科治療の際には低血糖発作の有無や発作の時間帯を確認し、起こりやすい時間の診療はなるべく避ける。また、低血糖症状が出現した際は、糖分を含むジュースやコーヒーなどを速やかに飲むように指示する。

表2　糖尿病の臨床症状

- 多尿、頻尿、多飲、口渇
  高濃度の糖が尿中に排出されるために水の再吸収が妨げられ、多量の尿が排出される（浸透圧利尿）。結果、水分不足や血液の浸透圧の上昇から口渇、多飲となる
- 体重減少、多食
  脂肪組織や筋肉において脂肪分解やタンパク質分解が促進され、多量の糖が代謝されずに尿中に排泄されるために栄養不足となり体重が減少する。多食になる
- 尿糖
  血糖値が腎尿細管の再吸収能力（腎の排泄閾値：170～180mg/dL）を超えると、尿中に糖が排出される

表4　NGSP値

- 米国のHbA1cの算出方法で、世界的には、NGSP値が糖尿病の判定基準に用いられるようになった。日本でも2012年4月よりNGSP値が使用されているが、当面の間はJDS（日本糖尿病学会）値も併記される
  ＜換算式＞
  　NGSP値（%）＝1.02×JDS値（%）＋0.25%
  　JDS値（%）＝0.980×NGSP値（%）－0.245%

  糖尿病の判定で、診断基準のNGSP値HbA1cは≧6.5%であるが、JDS値ではHbA1c≧6.1%と－0.4%低くなるので注意する

表3　糖尿病の検査と判定基準

血糖値
　①空腹時≧126mg/dL
　②75g糖負荷試験（OGTT）2時間値≧200mg/dL
　③随時≧200mg/dL
　※①～③のいずれか満たすものを「糖尿病型」

HbA1c（ヘモグロビンA1c）
　HbA1c（NGSP値）≧6.5%、HbA1c（JDS値）≧6.1%
　※HbA1c値だけで糖尿病と診断するわけではなく、血糖検査が必須である

グリコアルブミン（GA）
　過去1～2週間の血糖の平均値を反映する
　基準値：15.6%未満

1.5-アンヒドログルシトール（1.5AG）
　血糖コントロールの良好さを鋭敏に反映する
　基準値：14.0μg/mL以上

C-ペプチド
　インスリンの分泌状態を調べる。空腹時の値が0.5ng/mL以下ならインスリンの投与が必要

尿検査
　①尿糖陽性
　②尿ケトン体陽性
　　糖尿病患者では、インスリン欠乏から末梢組織が血中グルコースを利用できず、代わりにエネルギー源として脂肪を代謝するようになる。そのため、脂肪の代謝産物のケトン体の血中濃度が上昇し、尿中にも排出されるようになる（ケトアシドーシス）

表5　主な糖尿病治療薬

インスリン分泌促進剤
　①スルホニル尿素（SU）薬…アマリール®、オイグルコン®、グリミクロン®、ダオニール®
　②グリニド薬＜速効性インスリン分泌薬＞…スターシス®、ファスティック®、グルファスト®
　③インクレチン関連薬
　　インクレチンは消化管で産生され、食事摂取に伴い膵β細胞に作用してインスリン分泌を促進させる。GLP-1（gastric inhibitory polypeptide）は、小腸下部でのL細胞で産生されるインクレチンである。インクレチン関連薬には、GLP-1受容体作動薬とGLP-1を不活性化させる酵素であるDPP-4の阻害薬がある。
　　・DPP-4阻害薬…ネシーナ®、グラクティブ®、ジャヌビア®、エクア®
　　・GLP-1受容体作動薬…ビクトーザ®、バイエッタ®

インスリン抵抗性改善薬
　①ビグアナイド薬…メルビン®、メトグルコ®、メデット®、グリコラン®
　②チアゾリジン薬…アクトス®

食後高血糖改善薬
　①α-グルコシダーゼ阻害薬…ベイスン®、グルコバイ®、セイブル®
　　小腸に作用し、α-グルコシダーゼの活性を低下させ糖の分解・吸収を遅らせることにより、食後の急激な血糖上昇を抑制する
　②グリニド薬

インスリン
　①超速効型：発現時間10～20分、持続時間3～5時間（ノボラピット®）
　②速効型：発現時間30分、持続時間8時間（ノボリンR注®）
　③混合型：速効型と中間型の混合型
　④中間型：発現時間1.5時間、持続時間24時間（ノボリンN注®）
　⑤持効型：発現時間1～2時間、持続時間24時間（ランタス注ソロスター®）

CHAPTER 4 代謝性疾患

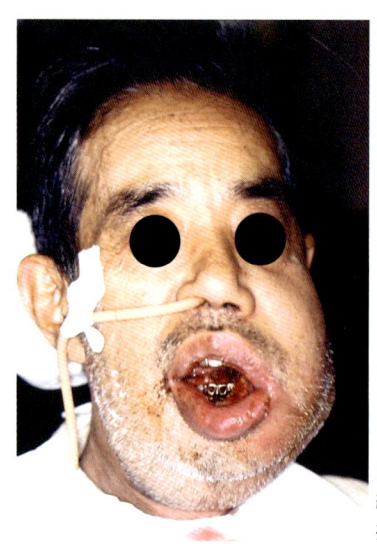

図1 抜歯後に蜂窩織炎を起こした糖尿病患者。

表6 糖尿病の慢性合併症

細小血管症
　網膜症
　神経障害…下肢の神経痛、起立性低血圧
　腎症…蛋白尿、ネフローゼ症候群、腎不全、人工透析

大血管障害
　脳血管障害（脳梗塞）
　冠動脈疾患（狭心症・心筋梗塞）
　　インスリン不足により血中の遊離脂肪酸が増加し、リポ多糖、中性脂肪、コレステロール、リン脂質の増加が起こり、心臓の冠動脈や脳動脈に動脈硬化性変化が出現する

歯科疾患
　歯周病…糖尿病患者において歯周病の罹患率、重症度が高い
　その他、糖尿病患者の口腔内症状は、口腔カンジダ症や唾液の分泌量低下による口腔乾燥症、味覚障害、多発性う蝕

表7 血糖コントロールの指標と評価（日本糖尿病学会ガイドライン2010より）

指標	コントロールの評価とその範囲				
	優	良	可		不可
			不十分	不良	
HbA1c（JDS値）（%）	5.8未満	5.8〜6.5未満	6.5〜7.0未満	7.0〜8.0未満	8.0以上
HbA1c（NGSP値）（%）	6.2未満	6.2〜6.9未満	6.9〜7.4未満	7.4〜8.4未満	8.4以上
空腹時血糖値（mg/dL）	80〜110未満	110〜130未満	130〜160未満		160以上
食後2時間血糖値（mg/dL）	80〜140未満	140〜180未満	180〜220未満		220以上

骨粗鬆症 osteoporosis

疾患について

　骨粗鬆症とは、骨密度低下と骨質劣化の結果、骨強度が低下し骨折しやすくなる疾患である。原発性と続発性に分類され、高齢あるいは閉経による原発性骨粗鬆症が多い(表1)。生活習慣病である糖尿病と慢性腎臓病も骨粗鬆症を起こしやすい。ステロイド長期使用者の50%が骨粗鬆症を発症するとされ、骨折のリスクが高いので注意する。骨粗鬆症によって引き起こされる骨折、とくに大腿骨近位部骨折は日常生活動作(ADL)の低下や寝たきりとなり死亡率を上昇させる。椎体骨折は70歳前半の25%、80歳以上の43%が罹患し、多発すると脊柱変形(後弯)をきたす(図1)。骨密度測定にはDXA(dual-energy X-ray absorptiometry)を用い、腰椎と大腿骨近位部で測定する。骨密度値がYAM(young adult means：若年成人平均値)の80%未満70%以上の場合「骨量減少」、70%未満なら「骨粗鬆症」と診断する。骨代謝マーカーには骨吸収マーカーと骨形成マーカーがあり、骨代謝マーカーの測定は、骨折のリスク、治療薬選択、治療効果の評価に有用である(表2)。骨粗鬆症治療の第1選択薬がアレンドロネート、リセドロネートのビスフォスフォネート(BP)系薬剤であるが、近年ビスフォスフォネート系薬剤関連顎骨壊死(BRONJ：Bisphosphonate-related osteonecrosis of the jaw)が問題となっている(表3、図2)。

照会状の書き方例

　重度歯周炎にて3本の抜歯が必要です。現在、貴院にて骨粗鬆症で治療中とのことですが、現在の病状[1]、骨密度[2]、椎体骨折などの既往[3]、投薬内容[4]についてご教示いただければ幸いです。なお、ビスフォスフォネート(BP)系薬剤を処方していますでしょうか[5]。BPの服薬期間が3年以上や糖尿病やステロイド療法を行っている場合は、抜歯後、顎骨壊死を起こすリスクがあります。そのため、抜歯前3か月間、抜歯後も2～3か月間のBP系薬剤の休薬が必要ですが、可能でしょうか[6,7]。
　ご多忙のところ恐れ入りますが、よろしくお願い致します。

照会のポイント
1. 現在の病状
2. 骨密度
3. 骨折の既往
4. 治療薬
5. ビスフォスフォネート系薬剤服用の有無
6. ビスフォスフォネート系薬剤の休薬の可否
7. ビスフォネート系薬剤の再開時期

キーワード
❶骨密度(Bone Mineral Density：BMD)／❷YAM(young adult means)
❸ビスフォスフォネート系薬剤

手術の問題点

❶BP系薬剤を服用している患者は、歯科外科処置時、顎骨壊死のリスクがある。

❷歯科インプラント治療の際、骨接合が得られない場合がある。

CHAPTER 4 代謝性疾患

表1　骨粗鬆症の分類

- 原発性骨粗鬆症
  閉経後、老人性、特発性（妊娠後など）
- 続発性骨粗鬆症
  内分泌性…副甲状腺機能亢進症、甲状腺機能亢進症、性腺機能不全、クッシング症候群
  栄養性……ビタミンAまたはD過剰、ビタミンC欠乏症、吸収不全症候群
  薬物………ステロイド薬、性ホルモン低下療法治療薬など
  不動性……臥床安静、対麻痺など
  先天性……骨形成不全症、マルファン症候群
  その他……関節リウマチ、糖尿病、慢性腎臓病、肝疾患、アルコール依存症

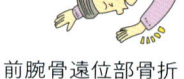

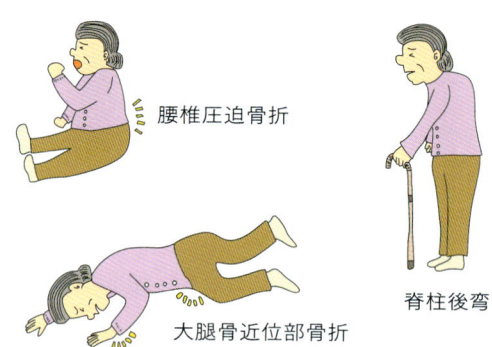

図1　骨粗鬆症によくみられる骨折と脊柱後弯。
（腰椎圧迫骨折／大腿骨近位部骨折／前腕骨遠位部骨折／脊柱後弯）

手術時の注意事項

❶ 重症な骨粗鬆患者では、BP系薬剤などの治療薬を休薬すると骨折のリスクがあるので、休薬が必要な場合は必ずBP処方医に相談する。

❷ BP服薬期間が3年を超える場合、ステロイド治療、糖尿病、がん化学療法中など危険因子のある患者の抜歯を行う場合、BP処方医の許可が得られたら、BP系薬剤を3か月間休薬してから抜歯する。抜歯窩の骨の治癒を確認してから再開する。

❸ BP系薬剤服用患者では、手術前・後に口腔ケアを行い、口腔衛生状態を良好に保つ。

❹ 抜歯の際は抜歯前よりペニシリン系、クラビット®の抗菌薬を予防投与する。ペニシリンアレルギーを有する場合にはクリンダマイシンを投与する。抜歯窩にはオキシテトラサイクリン塩酸塩挿入剤（オキシテトラコーン歯科用挿入剤5 mg）を挿入し、血餅を保持するように縫合、閉創する（図3）。

❺ インプラント治療は禁忌ではないが、骨接合が得られないことがある旨を患者に十分説明し了解を得る。

❻ 顎骨壊死の症状がみられたら、早期に口腔外科施設に紹介する。

内科医からのコメント

骨粗鬆症には原発性と続発性がある。後者の原因疾患には副甲状腺機能亢進症、関節リウマチ、動脈硬化やCKD（慢性腎臓病）、COPD（慢性閉塞性肺疾患）、糖尿病などがあり、また薬剤の副作用として代表的なものには副腎皮質ステロイド薬がある。歯科治療時には基礎疾患の有無や内服薬を確認する。副腎皮質ステロイド薬や骨粗鬆薬のビスフォスフォネート系薬剤を服用中の患者では、口腔衛生状態を良好に保つように指導し、顎骨壊死の発生に留意する。なお、経口ビスフォスフォネート系薬剤の短期間の休薬は可能である。

表2　骨粗鬆症に用いられる骨代謝マーカー

・骨形成マーカー
　オステオカルシン(OC)
　骨型アルカリフォスファターゼ(BAP) ──┐
　Ⅰ型プロコラーゲン-N-プロペプチド(P1NP) ──┘── テリパラチドの治療効果判定

・骨吸収マーカー
　ピリジノリン(PYD)
　デオキシピリジノリン(DPD) ──── BP
　Ⅰ型コラーゲン架橋 N-テロペプチド(NTX) ──── SERM
　Ⅰ型コラーゲン架橋 C-テロペプチド(CTX) ──── エストロゲン
　酒石酸抵抗性酸ホスファターゼ5b(TRACP-5b) ──── の治療効果判定

・骨マトリックス関連マーカー
　低カルボキシル化オステオカルシン(ucOC) ──── ビタミンK₂の治療効果判定

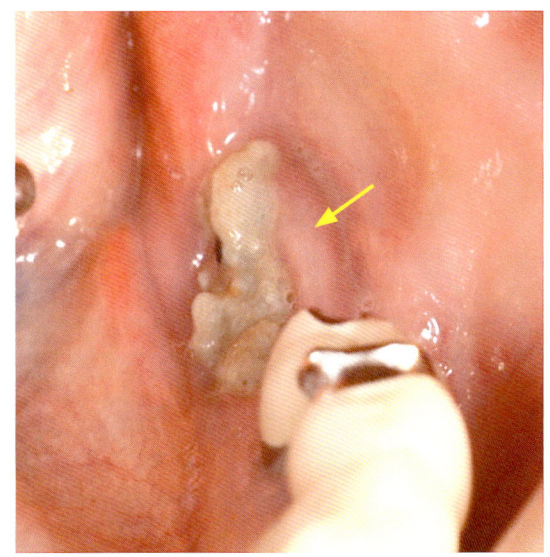

61歳、女性。骨粗鬆症のために、アレンドロネートを服用していた。
左側下顎臼歯部に有痛性の骨露出を認めた。

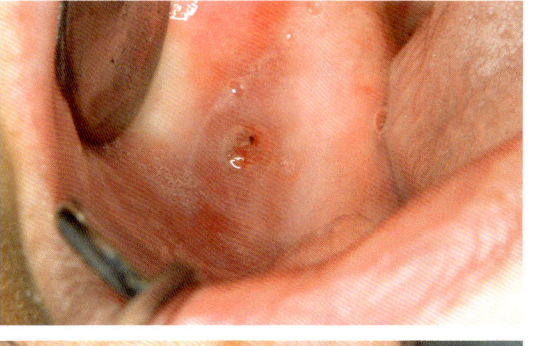

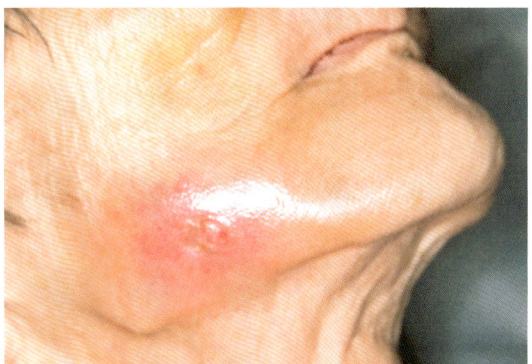

78歳、女性。骨粗鬆症のため、リセドロネートを6年7か月と長期間服用していた。右側頬部腫脹、発赤、皮膚瘻孔および口腔内にも瘻孔を認め排膿していた。

図2　ビスフォスフォネート系薬剤関連顎骨壊死。

CHAPTER 4 代謝性疾患

表3　骨粗鬆症治療薬

- カルシウム薬…L-アスパラギン酸カルシウム（アスパラ C-A）、リン酸水素カルシウム
- 女性ホルモン…結合型エストロゲン、エストラジオール（ウェールナラ®）、エストリオール
- 活性型ビタミン D_3 薬…アルファカルシドール（アルファロール®、ワンアルファ®）、エルデカルシトール（エディロール®）、カルシトリオール
- ビタミン K_2 薬…メナテトレノン（グラケー®）
- ビスフォスフォネート系薬剤…エチドロネート（ダイドロネル®）、アレンドロネート（フォサマック®、ボナロン®）、リセドロネート（ベネット®、アクトネル®）、ミノドロネート（ボノテオ®、リカルボン®）
- SERM（Selective estrogen receptor modulator：選択的エストロゲン受容体モジュレーター）…ラロキシフェン（エビスタ®）、バゼドキシフェン（ビビアント®）
- カルシトニン薬…エルカトニン（エルシトニン®）、サケカルシトニン
- 副甲状腺ホルモン薬…テリパラチド（フォルテオ®）
- その他…イプリフラボン（オステン®）、ナンドロロン（デカ・デュラミン®）

注：ビスフォスフォネート系薬剤は骨密度上昇や骨折抑制効果に優れ、骨粗鬆症の第1選択薬である。閉経後の骨量減少はエストロゲンの欠乏に起因することから女性ホルモン薬が有用である。SERMは、骨に対してエストロゲンと同じ作用を有し、新しいSERMのバゼドキシフェンは骨折リスクの高い閉経後女性に有効で、エストロゲンより子宮がん、乳がんの発生が低い。活性型ビタミンD_3のアルファカルシドールは、高齢者の転倒抑制効果がある。カルシトニン薬は破骨細胞に直接作用する骨吸収抑制薬である。テリパラチドは日本初の骨形成促進剤で骨密度の低下が著しい重症例に有効である

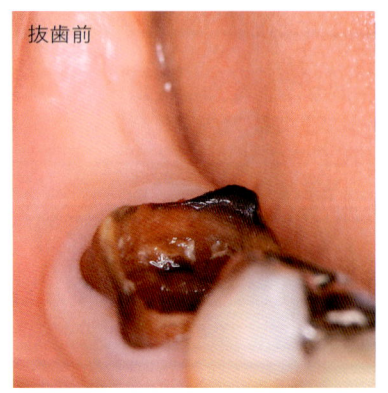

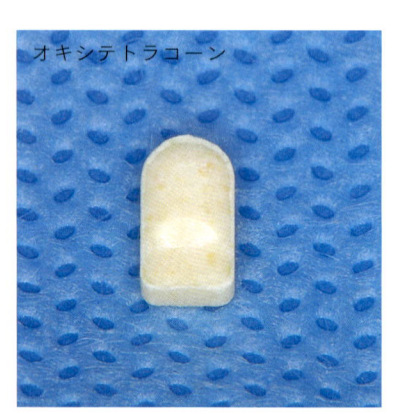

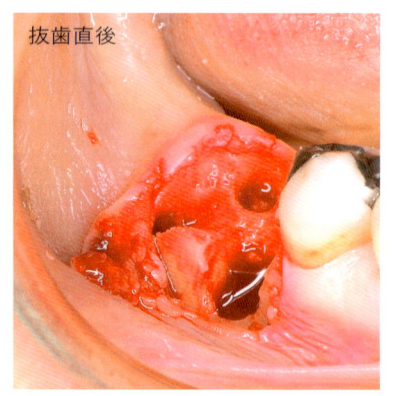

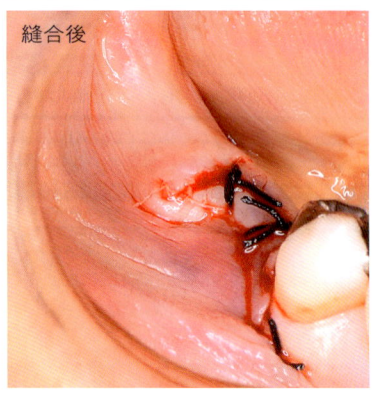

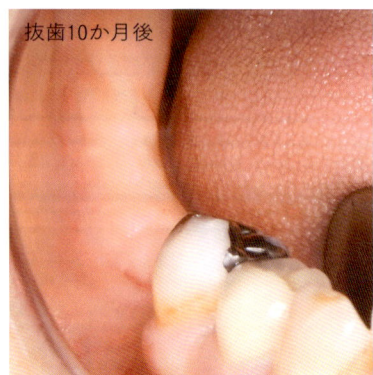

抜歯前	オキシテトラコーン	抜歯直後
縫合後	抜歯10か月後	

46歳、女性。子宮頸がん、肝転移、多発性骨転移のため抗がん剤治療、ゾレドロネート（BP注射薬）を投与していた。ゾレドロネートは約5か月間中断していたので、6|の抜歯を行った。BRONJ予防のために、抜歯前日より約7日間サワシリン®投与を行い、抜歯窩にはオキシテトラコーンを挿入し、血餅が溜まるように緊密に縫合した。抜歯時、歯槽骨は硬化していたが、骨壊死を認めず経過良好である。

図3　BP系薬剤投与患者の抜歯時の対応。

甲状腺疾患

甲状腺機能亢進症　hyperthyroidism
甲状腺機能低下症　hypothyroidism

疾患について

　甲状腺は甲状腺ホルモンを産生し、甲状腺ホルモンにはトリヨードサイロニン（T3）とサイロキシン（T4）がある。甲状腺ホルモンの血中濃度は視床下部―脳下垂体―甲状腺のネガティブフィードバックによりコントロールされている。

　甲状腺ホルモンが多いと視床下部からTRH（Thyrotropin-releasing hormone：甲状腺刺激ホルモン放出ホルモン）および脳下垂体からのTSH（Thyroid stimulating hormone：甲状腺刺激ホルモン）の分泌が抑制される。逆に、甲状腺ホルモンが不足するとTRH、TSHの分泌が亢進する（図1）。甲状腺機能亢進症の原因としてはバセドウ病が、機能低下症は慢性甲状腺炎（橋本病）が多い（表1）。治療薬は、甲状腺機能亢進症では抗甲状腺薬（プロパジール®、メルカゾール®）やβ遮断薬、低下症では甲状腺ホルモン製剤（チラージンS®、チロナミン®）が主に用いられる。

照会状の書き方例

　根端性歯周炎にて近日中に上顎臼歯の抜歯を予定しています。甲状腺疾患にて貴院に通院加療中とことですが、現在の病状[1]、治療内容[2]、内服薬[3]につき合併症[4]も含めご教示いただけましたら幸いです。

　抜歯時、2％キシロカイン（1/8万エピネフリン添加）を1.8mL使用予定ですが、エピネフリン使用に関しては問題ないでしょうか[5]。抜歯は難抜歯になる[6]ことが予測されますが、抜歯時の留意点などございましたら併せてお願い致します。

　ご多忙のところ恐縮ですが、よろしくお願い致します。

照会のポイント

1. 現在の病状
   血液検査で甲状腺ホルモン値（free T3、free T4）、TSHに異常があるかどうか？
   甲状腺機能亢進症では、free T3、free T4値が高値、TSHがしばしば低下する
   甲状腺機能低下症では、free T3、free T4値は低値、TSHは上昇する
2. 治療内容
3. 内服薬の種類
4. 合併症の有無
   心房細動、心不全、心筋梗塞、脳梗塞、高血圧症など
5. エピネフリン含有局所麻酔薬の使用の可否
6. 歯科治療内容
   手術の侵襲度を担当医に知らせる

キーワード
❶ free T3、free T4／❷ TSH

手術の問題点

❶歯科治療に対する不安や動悸などの症状が強い。
❷甲状腺機能亢進症患者では、甲状腺クリーゼの発症に注意する。
　歯科治療時ストレスが加わると、甲状腺ホルモンが急激に上昇し、複数の臓器が機能不全に陥る。高熱、高度の頻脈、意識消失をきたし、死に至ることもある。
❸甲状腺機能低下症例では治療のコントロールが良好であれば、抜歯などの外科処置はとくに問題はない。重症例では、外科処置、鎮静薬が誘因となり粘液水腫性昏睡に陥る危険性があるので注意する。
❹甲状腺ホルモンはアドレナリンの$β_1$作用を高めるので、心拍数、血圧上昇をきたす。
❺甲状腺ホルモン投与は虚血性心疾患（狭心症・心筋梗塞）を誘発する。

手術時の注意事項

❶抗甲状腺薬や甲状腺ホルモンはいつもどおり服用するように指示する。
❷ストレスの少ない治療を行う。
❸甲状腺機能低下症では、セルシンなどによる静脈内鎮静法は粘液水腫様昏睡に陥る危険があるので禁忌である。
❹甲状腺機能亢進症の患者では、血圧、脈拍、心電図のモニターを行い、頻脈や発熱がみられたときには、手術を中止する。甲状腺クリーゼが疑われる場合には、緊急搬送する。
❺エピネフリン含有局所麻酔薬の使用は慎重に行う。
❻鎮痛薬 NSAIDs の胃腸障害予防のために胃薬を処方する場合、水酸化アルミニウムを含む胃腸薬（コランチル®、マーロックス®、アルサルミン®）は甲状腺ホルモン製剤の腸管からの吸収を阻害するので注意する。

内科医からのコメント

未治療の甲状腺機能亢進症患者の特徴的な臨床症状は、動悸、頻脈、振戦、発汗亢進などである。歯科治療にあたり、抗甲状腺薬により甲状腺ホルモン値(free T4)が正常化している患者はとくに問題がないが、未治療またはコントロールが不十分な患者では上記の交感神経症状が緊張やストレスにより悪化することが懸念される。歯科治療時期は臨床症状の改善後が望まれるが、緊急手術時に、重症で速やかにホルモンを低下させる必要がある場合には無機ヨード50mg/日を併用する必要があるので主治医に相談する。

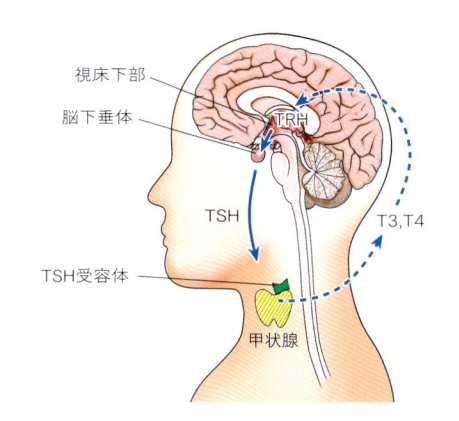

図1　甲状腺ホルモンのコントロール。
TRH（Thyrotropin-releasing hormone：甲状腺刺激ホルモン放出ホルモン）
TSH（Thyroid stimulating hormone：甲状腺刺激ホルモン）

表1　甲状腺疾患

- 甲状腺機能亢進症（バセドウ病）
  甲状腺のTSH受容体が自己抗体である抗TSH受容体抗体（TRAb）により刺激され、T_3、T_4が過剰に分泌される。甲状腺腫、頻脈、動悸、発汗、眼球突出、全身倦怠感、情緒不安定などの症状がある。しばしば心房細動、心不全が認められる

- 甲状腺機能低下症
  原発性：橋本病（慢性甲状腺炎）
  　　　　自己免疫疾患で、抗甲状腺抗体が病因となり、甲状腺のびまん性腫脹をきたす甲状腺の慢性炎症である。皮膚の乾燥、毛髪脱毛、顔面浮腫、舌肥大などの症状があり、舌の運動が悪いためにゆっくりとした話し方になる。全身的には体重増加、徐脈などがある
  　　　　先天性甲状腺低形成など
  中枢性：甲状腺を調節する視床下部や脳下垂体の障害による
  その他：抗甲状腺剤の過剰投与、甲状腺の摘出後、頸部の放射線照射後

  注　粘液水腫：甲状腺機能低下症ではタンパクの異化が行われないために、皮下組織にムコ多糖類が沈着、水が貯留し、眼瞼、舌（巨大舌）、四肢などが腫大する。重症例では、感染、外科処置、鎮静薬が誘因となり昏睡状態に陥ることがある（粘液水腫性昏睡）

CHAPTER 5

消化器系疾患

肝硬変　hepatic cirrhosis

疾患について

　肝硬変は、肝組織における長期の慢性炎症により高度に線維化が起こり、その小葉構造が失われる疾患である。臨床的には、肝細胞の機能障害と門脈圧亢進症状を伴う非可逆的な病態と定義される。原因としては、薬物の長期連用による中毒性肝障害やB型肝炎、C型肝炎などウイルス性肝炎による肝細胞の障害、長期にわたるアルコール性肝障害などがあげられる。

照会状の書き方例

　重度歯周炎のため抜歯を要します。
　現在、貴院にて肝硬変のため加療中と伺いました。
　つきましては原因のほか、現在の病状、投薬内容[1〜3]についてご教示ください。
　抜歯は、2％キシロカイン（エピネフリン添加）約1.8mLの局所麻酔下で行いますが、後出血、感染予防などの対応[4,5]を考慮しています。
　処方する抗菌薬の種類、量など注意事項[6]がございましたら併せてご教示いただければ幸いです。
　お忙しいところ恐れいりますが、よろしくお願い致します。

照会のポイント

1. 肝硬変の病期、最近の病状
2. 肝硬変の成因、出血傾向
3. 合併症の有無、増悪リスクの程度
4. 観血処置に際しての留意点
5. 手術の侵襲程度（処置時間、予想される出血量など）
6. 投薬する抗菌薬、鎮痛薬の種類と量

キーワード
❶肝硬変の病期／❷出血傾向／❸ウイルス性肝炎

手術の問題点

❶肝硬変の病期により対応が異なる。まず患者が代償期なのか、過去に黄疸、腹水、肝性脳症の既往があるか確認する。
❷肝硬変の進展とともに易感染性、血小板減少による出血傾向が顕著となる。
❸肝硬変の成因がB型肝炎、C型肝炎の場合もあるため、感染予防対策を考慮する。

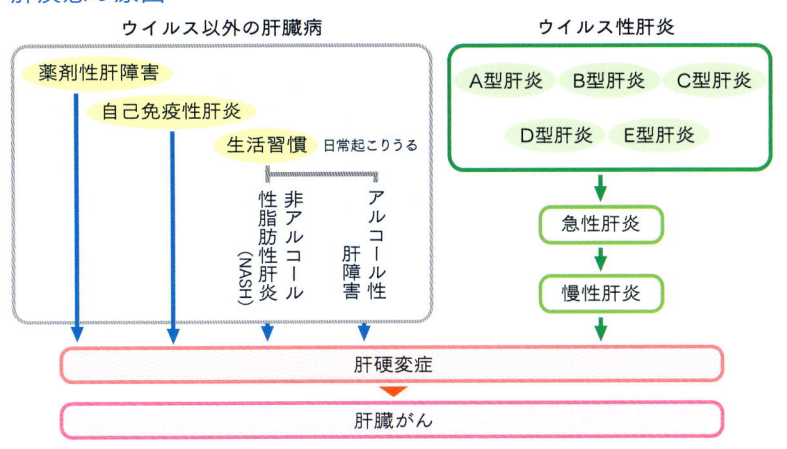

図1　肝炎から肝硬変、肝がんへの移行。

手術時の注意事項

❶肝硬変の患者は出血性素因をともなう観血処置を行う際には血小板数が少なくとも5〜10万/mm³、PT(プロトロンビン時間)が正常値(9〜13秒)の1.5倍以内であれば、簡単な外科処置の場合、局所止血可能と考えられる。

❷後出血の対策としてサージカルパックや止血床などの使用が推奨される。

❸抗菌薬を投与する場合は肝障害の少ないペニシリン系、セフェム系の薬剤を選択することが望ましい。

❹消炎鎮痛薬は、肝障害の比較的少ない塩基性消炎鎮痛薬の使用が推奨される。食道静脈瘤のある患者に対しては消化管出血を起こす可能性があるので、消炎鎮痛薬は胃腸障害の起こしにくい坐薬を選択することが好ましい。

❺低蛋白となっていることが多く、創傷治癒の遅延、術後感染を起こしやすいので、術後は十分に経過観察を行う。

❻食事制限や便通調整のためのラクツロースなど肝性脳症の治療を受けている場合は、肝性脳症を誘発しやすい鎮静薬(セルシン®)の投与は禁忌となる。

❼スタンダードプリコーションにしたがった感染予防対策を徹底する。

内科医からのコメント

　肝硬変患者で歯科治療時に留意する点は、肝炎ウイルス有無、血小板数、全身状態(黄疸、腹水、高アンモニア血症、低蛋白血症、食道静脈瘤の有無)である。重症度は血清ビリルビン値、アルブミン値、プロトロンビン時間、腹水および脳症の有無により3段階に分類される。脳症を合併している患者では意識レベルが変動するため指示にしたがえないことがある。感染予防に留意し、抜歯時には十分に止血の確認をする。抗菌薬は肝への負担が少ないペニシリン系、セフェム系を選択する。

CHAPTER ❺ 消化器系疾患

胃・十二指腸潰瘍 gastroduodenal ulcer

疾患について

　胃・十二指腸潰瘍は、胃液に接触する消化管壁に生じる粘膜下層以下の組織欠損をいう。通常であれば攻撃因子である胃液の分泌と防御因子である消化管粘膜との間でバランスが保たれているが、それが崩れると胃液による破壊作用により胃・十二指腸粘膜に潰瘍が形成される。主症状は心窩部痛で、鈍痛が多い。治療は、内服療法が主体で攻撃因子抑制薬や粘膜防御因子増強薬などがある。ヘリコバクター・ピロリ菌(H.pylori)の感染や非ステロイド性消炎鎮痛薬(NSAIDs)の服用が誘因となることもある。

照会状の書き方例

　重度歯周炎のため抜歯を要します。
　現在、貴院にて胃潰瘍のため加療中と伺いました。
　つきましては原因のほか、現在の病状、投薬内容[1～3]についてご教示ください。
　抜歯は、2%キシロカイン(1/8万エピネフリン添加)約1.8mLによる局所麻酔下で行います。手術侵襲は比較的軽度[4]ですが、術後に疼痛管理のため抗菌薬、消炎鎮痛薬の投与を予定しております。
　抜歯および投薬[5]にあたり注意事項などございましたら併せてご教示いただければ幸いです。
　お忙しいところ恐れいりますが、よろしくお願い致します。

照会のポイント
1. 最近の病状、検査所見(貧血の有無など)
2. 胃・十二指腸潰瘍の原因
3. 投薬内容、治療内容について
4. 手術の侵襲程度(処置時間、予想される出血量など)
5. 投薬内容(抗菌薬、消炎鎮痛薬の種類と投与期間について)

キーワード
❶ストレス／❷消炎鎮痛薬／❸H.pylori

手術の問題点

❶急性期・治療期では原則的に緊急性のない歯科治療は延期する。しかし、治療を避けることによりストレスが増加するようであれば、十分な局所麻酔下に処置を行う。必要であればストレスの軽減のため鎮静下で処置を行う。
❷投薬する場合は投与量、投与期間を必要最低限にする。薬剤は、胃腸粘膜の障害が少ないものを用いる。

胃・十二指腸潰瘍

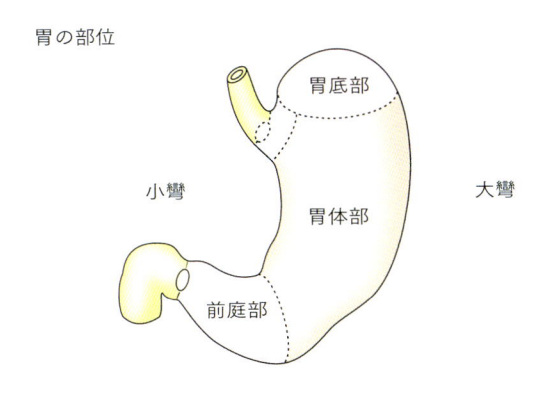

図1　NSAIDs潰瘍は前庭部に好発する。

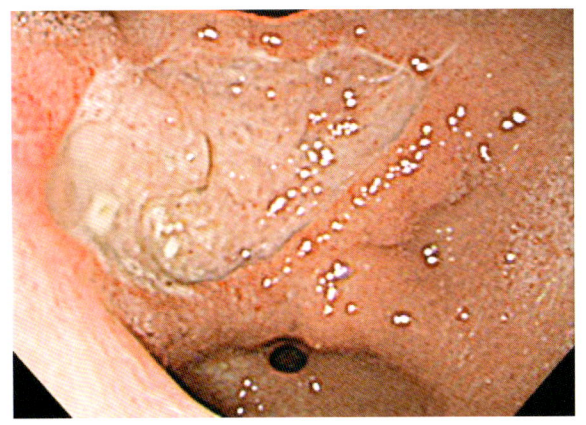

図2　NSAIDsの長期投与で前庭部に潰瘍が生じた典型例。60歳代の女性。貧血にて紹介され受診した、長期間（5年以上）にわたりNSAIDsを内服中の慢性関節リウマチの症例（東京歯科大学市川総合病院　消化器内科　岸川 浩准教授提供）。

手術時の注意事項

❶ 最も注意が必要なのは消炎鎮痛薬の投与である。消炎鎮痛薬で塩基性非ステロイド性抗炎症薬（ソランタール®、メブロン®など）は、胃腸障害が少ないといわれている。酸性非ステロイド性抗炎症薬のなかでも胃腸障害が比較的少ないものとしてプロピオン酸系の薬剤（ブルフェン®、ナイキサン®など）がある。

❷ セフェム系、ペニシリン系の抗菌薬も胃腸障害を起こすので投与期間は最小限にする。また投与経路を坐薬にするなど、胃腸障害の軽減を図ったり空腹時の投薬は避けるなどの工夫が必要となる。ニューキノロン系抗菌薬は、金属カチオン（Al、Mg）含有消化性潰瘍薬が投与されている場合は、吸収低下が起こるため使用を避ける。

❸ さまざまな疾患で副腎皮質ステロイド療法を受けている患者は、消化性潰瘍の発生頻度が高いが、自覚症状が乏しいため、十分な問診を行う。

内科医からのコメント

胃・十二指腸潰瘍の成因には感染性、薬剤性、加酸性があり、胃潰瘍の70〜80％、十二指腸潰瘍の90〜95％では*H.pylori*で、残りの多くはNSAIDsである。病期は活動期（active stage）、治癒期（healing stage）、瘢痕期（scarring stage）に分類され、さらにA1とA2、H1とH2、赤色瘢痕のS1と白色瘢痕のS2に分ける。治療は原因により異なるが、*H.pylori*の除菌、NSAIDsの中止、薬物療法はプロトンポンプインヒビター（PPI）を主体とし、H2受容体拮抗薬、防御因子増強薬を使用する。歯科治療時期は活動期や*H.pylori*の除菌療法中をなるべく避ける。NSAIDs使用時のNSAIDs潰瘍の再発予防にはPPIを用いる。

CHAPTER 6

腎疾患

CHAPTER 6 腎疾患

ネフローゼ症候群 nephrotic syndrome

疾患について

ネフローゼ症候群は、種々の原因疾患により共通の症状で発症する臨床症候群である。腎臓の糸球体の透過性亢進による血中タンパク質の尿中への喪失と低タンパク質血症、低アルブミン血症を主因とし、脂質異常症や浮腫を特徴とする。

臨床症状として①蛋白尿、②低タンパク血症、③浮腫、④脂質異常症、⑤血液凝固亢進が認められる。

照会状の書き方例

歯周炎にて抜歯術施行予定です。

貴院にて、ネフローゼ症候群に対し加療中とのことですが、現在の病状(ネフローゼ症候群の原因疾患、腎機能障害の程度など)、加療内容の日程[1,2]についてご教授願います。また、長期的にステロイド療法を行われているとのことですが、当科処置に対しステロイドカバーの必要性[3]はいかがでしょうか。

抜歯は、2％キシロカイン(1/8万エピネフリン添加)約2mLにて局所麻酔下に行う予定です。手術侵襲は軽度で、予想出血量は少量です。当科処置に対し留意点などありましたらご教授願います。

お忙しいところ恐れいりますが、よろしくお願い致します。

照会のポイント
1. ネフローゼ症候群の原因疾患、治療内容
2. 腎障害の程度
3. ステロイドカバーの必要性

キーワード
❶原因疾患／❷ステロイド

症状

軽度
- 浮腫（顔面、上下肢）
- 体重増加（むくみによる）
- 下痢、腹痛
- 食欲不振

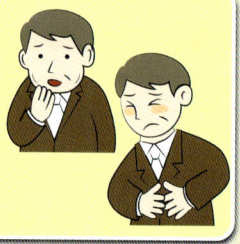

重度
- 腹水、胸水（腹腔や胸腔に水が溜まる）
- 腹部膨満感
- 呼吸困難
- 咳や痰

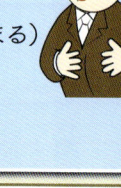

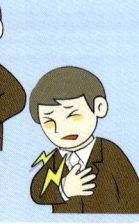

図1　ネフローゼ症候群の症状。

手術の問題点

❶ ネフローゼ症候群の原因疾患と治療内容を考慮することが重要である。原因疾患は原発性糸球体疾患による一次性ネフローゼ症候群と、他の原因疾患による二次性ネフローゼ症候群とに分類される。治療としては、食事療法と薬物療法があるが、一次性ネフローゼ症候群では、副腎皮質ステロイドが使用される。ステロイド無効例では抗血小板薬、抗凝固薬が併用されることもある。

❷ 一次性ネフローゼ症候群では、副腎皮質ステロイドでの治療中であることが多く、感染症の増悪、易感染性、耐糖能異常などに注意する。必要に応じステロイドカバー(処置に際してのステロイド薬の増量)を行う。

❸ 抗血小板薬、抗凝固薬を内服中の場合は出血に注意する必要があり、止血床の準備を行う。

手術時の注意事項

❶ 抗菌薬の選択は腎機能障害の程度によって、適宜、投与量・投与間隔を調整する。排泄経路により抗菌薬を分類したものを下記に示す。

Ⅰ(腎排泄型):腎機能障害の程度に応じて、投与量・投与間隔を調整

アミノグリコシド、ポリペプタイド剤、一部のテトラサイクリン剤(TC テトラサイクリン、OTC テラマイシン)、5-FC(抗真菌フルトシン)、バンコマイシン

Ⅱ(肝排泄型):通常どおり投与できる

マクロライド剤、クロラムフェニコール、テトラサイクリン(MINO、DOXY ビブラ)、アンフォテリシン B、ミコナゾール、リファンピシン、一部のセフェム剤(CPZ セフォペラジン、CPM セフピラミド)、クリンダマイシン

Ⅲ(中間型):腎機能障害の程度に応じて、投与量・投与間隔を調整

βラクタム剤(ペニシリン、セフェム、モノバクタム、カルバペネム)、ホスミシン、イソニアジド

❷ 鎮痛薬は、NSAIDs には腎毒性があり、原則投与は避ける。アセトアミノフェン、もしくは COX-2選択阻害薬のハイペン®、セレコックス® は比較的腎毒性が少ないため投与しやすい。

内科医からのコメント

ネフローゼ症候群は、持続する3.5g／日以上の蛋白尿、低アルブミン血症(血清アルブミン値3.0g／dL 以下、血清総蛋白量6.0g／dL 以下)を呈する腎疾患で、一次性ネフローゼ症候群と二次性ネフローゼ症候群に分類されている。後者には糖尿病、ループス腎炎などが原因に挙げられる。治療は副腎皮質ステロイドホルモン内服が主体であるが、ステロイド抵抗性の場合はシクロスポリンなどの免疫抑制剤を使用する。これらの薬を服用患者では感染に留意する。抜歯や小手術時には通常量の内服を継続し、大手術の際にはステロイドカバーを行う。経口抗菌薬は通常量の使用が可能である。鎮痛薬は腎毒性が低いものを使用する。また抗血小板薬、脂質改善薬、降圧薬、ビスフォスフォネート系薬剤などを併用しており、内服薬の確認を行う。

人工透析 artificial dialysis

疾患について

　人工透析とは、腎不全が進行した場合に腎臓の機能を人工的に代替することである。大きく分けて血液透析と腹膜透析がある。

　腎不全は、病期分類で①腎予備能力低下期、②腎機能障害期、③腎不全期、④尿毒症期に分けられる。尿毒症期まで進行した場合、尿毒症になるのを防ぐために透析療法導入が必要である。

血液透析

　患者に2本のカニューレを挿入し、血液を体外へ導出して透析を行う。200mL/分以上の患者血液を透析器に通過させるため、内シャントを作成する。透析中に抗凝固薬のヘパリンを使用する。慢性腎不全の維持透析は1回4〜5時間、週2〜3回行う。日本では慢性透析患者の約97％は血液透析である。

腹膜透析

　腹腔内に存在する腹膜の半透性を利用し透析を行う。水分の除去は透析液と腹腔内の血液との浸透圧較差により行われる。大量の透析液を短時間に交換する間欠的腹膜透析のほか、末期腎不全患者の在宅透析治療として持続携行式腹膜透析（CAPD）がある。

照会状の書き方例

　歯周炎にて抜歯術施行予定です。
　貴院にて血液透析中とのことですが、現在の病状、透析の日程[1〜3]についてご教授願います。
　抜歯は非透析日に、2％キシロカイン（1/8万エピネフリン添加）約2mLにて局所麻酔下に行う予定です。手術侵襲は軽度で、予想出血量は少量です。術後に抗菌薬としてフロモックス300mg/日の投与を予定しております[4]。当科処置に対し留意点などありましたらご教授願います。
　お忙しいところ恐れいりますが、よろしくお願い致します。

照会のポイント

1. 透析日の確認。歯科診療は非透析日に行う
2. 腎障害の程度の確認
3. 糖尿病などの腎不全の原因疾患の有無
4. 抗菌薬の量の確認

キーワード
❶透析日／❷投薬上の注意

手術の問題点

❶慢性透析患者は種々の合併症を有している。

慢性透析患者は、循環器合併症(心不全、虚血性心疾患、高血圧症、不整脈など)を起こしやすく、易感染性(シャント感染、呼吸器感染、尿路感染、敗血症など)である。易感染性の宿主側要因として、尿毒症性物質、貧血、低蛋白血症、低栄養などが挙げられる。腎性骨異栄養症(骨痛、骨折、異所性石灰沈着など)、腎性貧血(エリスロポエチンの相対的欠乏と尿毒症性物質による貧血)、透析アミロイドーシス(透析アミロイド症に由来する関節、骨病変)が高率に発生する。

❷透析患者の歯科的合併症を有している。

唾液の分泌量低下による口腔乾燥症、味覚異常、舌乳頭萎縮などがみられる。

手術時の注意事項

❶歯科治療は、出血、投薬の観点から基本的に非透析日に行う。

❷観血処置を行う際は、透析医と日時を決定する。透析の翌日であれば、透析の際に使用された抗凝固薬であるヘパリンの影響は少ないが、出血傾向があることへの配慮が必要である。

❸易感染性に注意する。

❹腎排泄性抗菌薬を投与する際は1/4〜1/2に減量する。透析日は透析後に投与する。NSAIDsなどの鎮痛薬に関しては、基本的に通常量の投与で問題ない。

❺循環器の合併症を起こしやすいので、血圧、心電図のモニター下で処置することが望ましい。血圧を測定する場合は非シャント側で測定する。

内科医からのコメント

血液透析患者の治療時には、透析日を確認し、ヘパリンなどの抗凝固薬を使用する透析日には抜歯などの観血的治療は避け非透析日に行う。高血圧、糖尿病、貧血、脂質異常症などを合併していることが多いため、治療薬を確認する。局所麻酔薬、経口鎮痛薬は通常どおり使用してよい。抗菌薬使用時の留意点は、腎毒性の有無、排泄経路(腎排泄か肝排泄)、透析除去率などである。大部分のマクロライド系薬は肝代謝で、透析性も低いために投与量調節の必要性が低く通常量の投与でよい。βラクタム系薬(セフォペラゾン，セフトリアキソンを除く)は腎排泄型であり、透析患者では投与間隔をあけるか投与量を減量する。透析性が良好な抗菌薬は、透析日には透析後に投与を行う。アミノグリコシド系薬、バンコマイシンを使用する場合は主な排泄経路が腎臓のためtherapeutic drug monitoring(TDM)に基づいて慎重に使用する。

CHAPTER ❻ 腎疾患

人工透析の実際

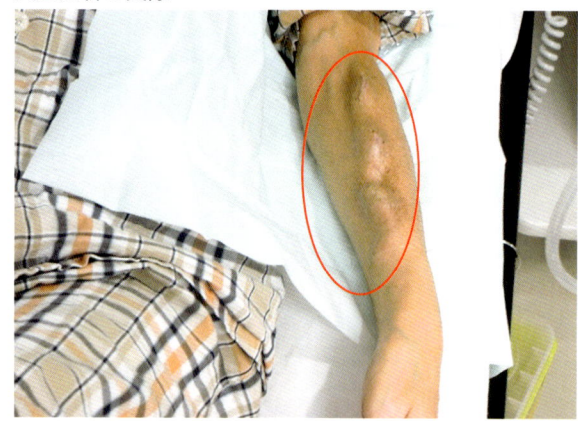

図1a 通常は前腕部にシャント（透析用の回路）を形成している。シャントが形成されている側で血圧は測定しない。

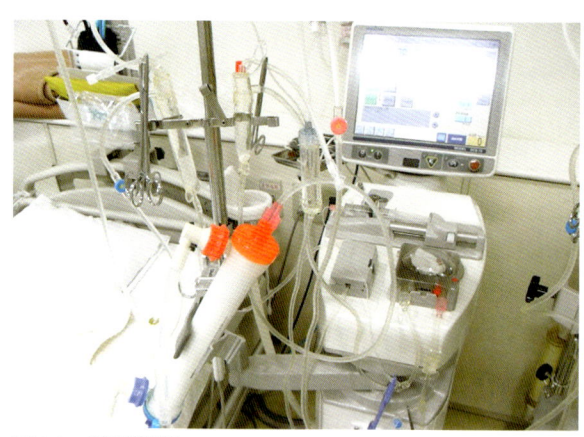

図1b 透析装置。

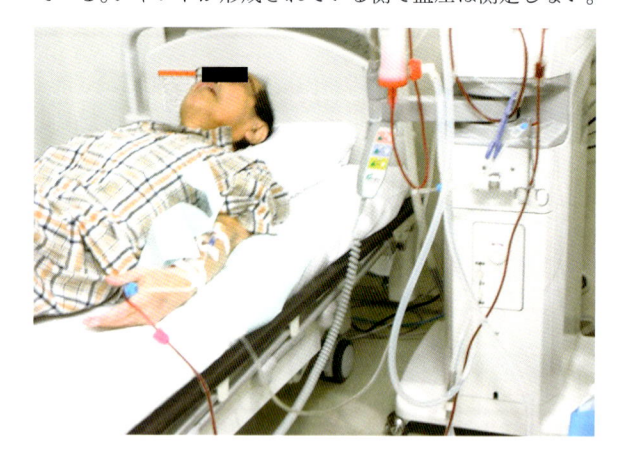

図1c 透析中の状況。

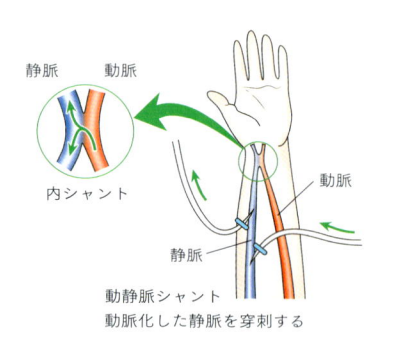

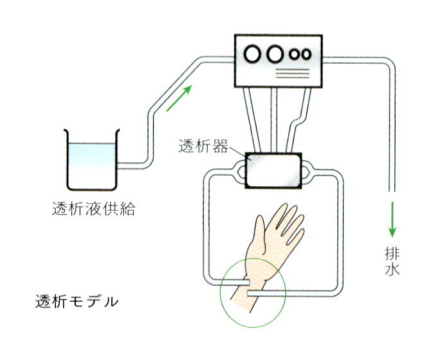

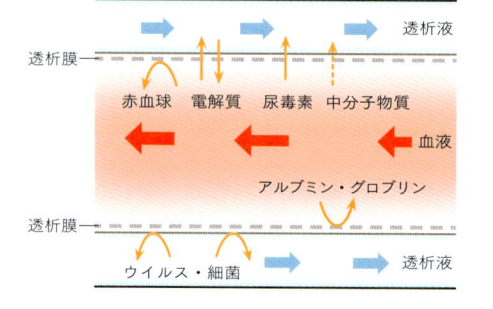

図2 人工透析の原理。

82

CHAPTER
7

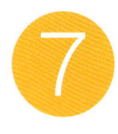

血液疾患

貧血 anemia

疾患について

貧血とは循環血液中の赤血球減少、血色素濃度の低下、ヘマトクリットの低下で定義される。一般にはヘモグロビン濃度が基準値を下回った場合に貧血とされる。基準値は男性で13〜18g/dL、女性で12〜16g/dL程度とされる。

さまざまな原因による貧血の口腔症状として赤平舌、Hunter舌炎、味覚障害、Plummer-Vinson症候群などがあげられる。

治療方法は原疾患の治療が基本である。胃潰瘍などで出血している場合は早急に止血処置を行う。鉄欠乏性貧血ならば鉄剤の投与、血液疾患や重度な貧血の場合は輸血が必要である。

照会状の書き方例

歯周炎にて抜歯を要します。抜歯は2％キシロカイン（1/8万エピネフリン添加）約1.8mL使用のもと局所麻酔下で行います。手術時間30分程度、出血は少量を見込んでおります[1]。

貴院にて貧血の加療中とのことですが、現在の病状、内服薬、検査値[2]、観血処置時の留意点などありましたらご教授いただければ幸いです。

ご多忙中とは存じますが、何卒よろしくお願い申し上げます。

照会のポイント

1. 歯科での診断名、術式、麻酔薬の種類（エピネフリン含有の有無）、手術の侵襲の程度（処置時間、予想される出血量）について具体的に情報提供をする。必要によっては投薬する抗菌薬、鎮痛薬の種類と量についても情報提供を行う
2. 照会先での原疾患の病名、現在の病態、検査値（RBC、Hb、Ht、Fe、TIBC、UIBC、MCV、MCHなど）、内服薬について情報提供を促す

キーワード
❶貧血の程度

表1　貧血の血液検査

検査項目	基準値 男性	基準値 女性
赤血球数（RBC）	400〜550万/mm^3	380〜480万/mm^3
ヘモグロビン値（Hb）	13〜18g/dL	12〜16g/dL
ヘマトクリット値（Ht）	38〜50％	32〜43％
平均赤血球容積（MCV）	81〜100fL	
平均赤血球血色素量（MCH）	27〜32pg	
平均赤血球血色素濃度（MCHC）	31〜35％	

手術の問題点

❶重度の貧血の場合、貧血の改善を歯科治療に優先させる。
❷再生不良性貧血は白血球数減少や免疫能低下により感染症のリスクが高い。
❸高度の悪性貧血では血小板数減少、血小板機能低下による出血傾向がある。
❹鉄欠乏性貧血で鉄剤服用中の患者は抗菌薬の種類によって薬剤吸収が阻害されることがある。

手術時の注意事項

❶重度貧血の場合、Hb 8g/dL（できれば10g/dL）以上の回復を待って治療開始するのが望ましい。必要に応じて輸血を行う。
❷再生不良性貧血では白血球数減少や免疫能低下があるので感染には十分注意する。また、血小板輸血や後出血処置（止血床の作製）の準備を行う。
❸高度悪性貧血では血小板数減少、血小板機能低下があるので出血傾向に注意する。
❹溶血性貧血のなかで、自己免疫性溶血性貧血は特殊性を有した疾患であり、投薬に際しては十分留意する。
❺投薬上の注意点として、鉄剤は一部の抗菌薬と同時に服用すると、薬剤の吸収を阻害することがあるので注意する。

内科医からのコメント

血清ヘモグロビン値が正常（男性 Hb 13g/dL，女性12g/dL が下限の目安）以下である状態を指す。貧血が進行すると息切れ、動悸などの症状が出現する。軽度の貧血のみであれば歯科処置に問題はないが、症状を伴ったり、血小板減少や白血球減少を伴う場合は注意が必要である。重度の貧血の場合は、侵襲的な処置は避け、貧血の改善後に治療を開始する。貧血の原因は多彩であり、90％以上は鉄欠乏性であるが、頻度は少ないものの再生不良性貧血、骨髄異形成症候群など重い病気がある。

CHAPTER 7 血液疾患

白血病 leukemia

疾患について

　白血病は未分化な正常幹細胞が形質転換を起こし白血病細胞化し、白血病幹細胞が増殖することによって正常の造血能が障害され、さらに全身臓器に浸潤する予後不良の疾患である。急性白血病の3大初発症状は発熱、出血傾向、貧血であるが、患者の約20％において歯肉出血や抜歯後出血などの口腔症状が初発症状としてみられる。

　急性白血病では白血病細胞の歯肉浸潤により歯肉の腫脹（図1）や腫瘤形成が、他に口内炎、歯肉出血、リンパ節腫大などがみられる。一方、慢性白血病では口腔症状はあまり認めない。白血病患者の歯科治療に際しては内科担当医に病型が急性であるか慢性であるか、急性の場合はその治療が寛解期か不完全寛解期かどうかを対診し、白血球数、血小板数、貧血の状態を確認する。

照会状の書き方例

　貴院にて白血病の治療中と伺いました。つきましては、病型、現在の病状、投与薬剤および検査値[1～4]についてご教示いただきたくご照会申し上げます。
　現在、歯周炎の増悪のため抜歯が必要ですが、治療経過が完全寛解へ到達するまでは、保存的な治療にとどめる予定でおります。また、抜歯に際し留意点など[5]ございましたら併せてお教えいただけますと幸いです。
　お忙しいところ恐れいりますが、よろしくお願い致します。

照会のポイント

1. 白血病の分類（急性／慢性、骨髄性／リンパ性）、現在の病態（表1）
2. 投与薬（抗悪性腫瘍薬、免疫抑制剤、副腎皮質ステロイド、多剤併用）
3. 急性白血病である場合、不完全寛解症例か完全寛解症例か
4. 末梢血の検査値
5. 処置の侵襲程度（非観血的処置か、SRPや抜歯などの観血的処置か）

キーワード
❶完全／不完全寛解期

手術の問題点

❶急性白血病では約20％において歯肉出血や抜歯後出血などの口腔症状が初発症状としてみられる。術中、術後に異常出血が認められた場合はこれを考慮する。
❷急性白血病の不完全寛解症例では易感染性や血小板減少に伴う出血傾向のリスクから外科的治療は回避すべきである。
❸病状が進行すると白血病細胞浸潤による歯肉の腫大が生じる（図1）。
❹寛解期にある白血病患者ではほとんどの歯科治療に支障はないが、骨髄移植が予定される場合は改めて病状照会が必要である。
❺慢性白血病では外科処置の制限をうけないことが多いが、長期経過のなかでは急性転化により病勢が変化している可能性がある。

表1　白血病の分類

急性骨髄性白血病（AML）
慢性骨髄性白血病（CML） 　　フィラデルフィア染色体異常が原因
急性リンパ性白血病（ALL） 　　フィラデルフィア染色体は成人ALLの約25％に 　　も存在する
慢性リンパ性白血病（CLL）

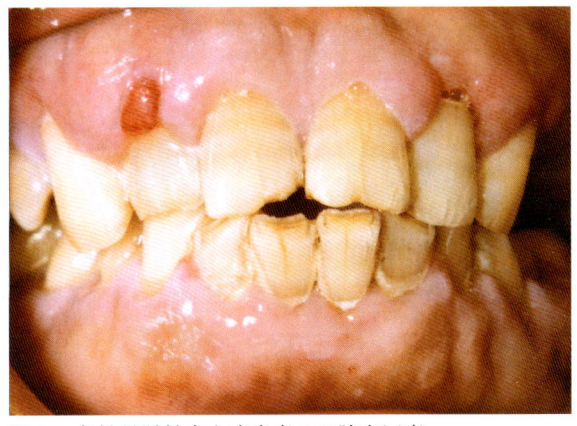

図1　急性骨髄性白血病患者の口腔内写真。

手術時の注意事項

❶急性白血病の不完全寛解症例において白血球数が2,000/μL以下では易感染性であるため観血的処置（抜髄処置、スケーリングを含む）は避けることが望ましい。

❷同様に血小板が5万/μL以下では出血傾向を認めるため観血処置は避ける。

❸完全寛解症例や慢性白血病の場合、一般患者と同様の処置が可能であるが、観血的処置を行う場合には白血球数、血小板数、貧血の状態を確認する。

❹寛解到達後に適切な条件（薬剤感受性、病型、年齢、ドナーの有無など）が整えば、骨髄移植や臍帯血輸血などが選択されることがある。前述のとおり、寛解期にある白血病患者では、ほとんどの歯科治療に支障はないが、骨髄移植が予定される場合は改めて病状照会が必要といえる。

❺白血病では易感染性となり非常に難治性の白血病性歯肉炎を併発しやすい。寛解導入治療前および治療中の口腔衛生管理に歯科医師は積極的に関与すべきである。

内科医からのコメント

白血球ががん化する血液腫瘍の代表で、急性と慢性、骨髄性とリンパ性に分類され、タイプにより症状、予後、治療法が大きく異なる。急性白血病の場合、治療終了後1年以上経過して完全寛解を維持している患者は歯科処置が可能なことが多い。治療中患者では、その内容と治療の時期により歯科処置が可能かどうか、あるいはそのタイミングを決定する。慢性骨髄性白血病は、分子標的薬（イマチニブなどのチロシンキナーゼ阻害薬）により著しく予後が改善している。歯科処置の可否やタイミングは個々の症例で異なり、全身状態が安定している時期に治療を推奨する。

血友病 hemophilia

疾患について

血友病とは血液凝固第Ⅷ因子あるいは第Ⅸ因子の量的・質的異常によるX連鎖性劣性遺伝形式の先天性出血性疾患であり、第Ⅷ因子欠乏症が血友病A、第Ⅸ因子欠乏症が血友病Bで男性に認められる。両者は、臨床症状にはまったく差異を認めない。一般的に血液凝固異常による出血では、擦過傷などによる体表面への出血は少なく、関節内出血、筋肉内出血や皮下血腫などの深部組織への出血が起こりやすい。血友病の出血傾向の注意すべき重要な特徴は、いったん止血しても1〜2日後、長いときには1週間後に再出血をきたす、いわゆる後出血である。

血友病患者の止血管理は、欠乏する凝固因子の補充療法により行われる。補充療法に際して、出血の程度や手術用によって目標活性レベルが異なるので、止血レベルに応じた補充量、回数、期間を決定する。

一方、凝固因子製剤の補充療法の結果、製剤中の第Ⅷ因子やⅨ因子に対する同種抗体が発生することがあり、この抗体をインヒビターと呼ぶ。インヒビターが発生すると、補充療法の効果が減弱および消失するため止血治療は著しく困難になる。

照会状の書き方例

当院にてう歯の抜歯を検討しております。

既往症の血友病につきまして、ここ数年は出血の症状なく経過しているとのことですが、現在の病状、検査値[1,2]についてご教示いただきたくお願い申し上げます。

抜歯の時期を決めるにあたり、現在の凝固因子活性レベルについて、また補充療法[3]が必要な際は貴院での対応をお願いしたく存じます。当方では処置に際し、2%キシロカイン（1/8万エピネフリン添加）使用、侵襲程度[4]は軽度にて出血も少量であり、術後止血は局所止血剤および止血床の併用を予定しております。

お忙しいところ恐れいりますが、よろしくお願い致します。

照会のポイント

1. 現在の病状（重症度：因子活性レベルと因子製剤の補充量・期間、インヒビター保有か否か）（表1）
2. 末梢血、凝固系の検査値（血漿第Ⅷ、Ⅸ因子濃度、APTT）
3. 予定する歯科治療の前に予備的補充療法が必要であるかどうか
4. 処置の侵襲程度（抜歯、切開を伴う処置か否か、予想される出血量）

キーワード
❶インヒビターの有無／❷重症度／❸予備的補充療法

表1　血漿第Ⅷ因子の濃度による血友病の重症度

重症血友病	軽度血友病
血漿第Ⅷ、Ⅸ因子濃度　：＜5％ 　　重症　　　　　　：＜1％ 　　中等度　　　　　：＝1〜5％ APTT　　　　　　　：＞45秒以上	血漿第Ⅷ、Ⅸ因子濃度　：6〜30％ APTT　　　　　　　：ほぼ正常か、軽度の延長

表2　歯科治療での補充療法の実際

処置・手術	補充療法	備考
歯科治療（抜歯を伴わない場合）		原則無投与で経過を観察し、トラネキサム酸1回15〜25mg/kgを1日2〜3回の経口投与または1回10mg/kgを1日2〜3回の静注を行う
歯科治療（抜歯・切開を伴う場合）	処置に応じて、目標ピーク因子レベルを20〜80％から選択して、処置直前に1回投与する。治療経過に応じて12〜24時間ごとに1〜3日間追加投与する	トラネキサム酸1回15〜25mg/kgを1日2〜3回の経口投与または1回10mg/kgを1日2〜3回の静注を併用する

日本血栓止血学会『凝固因子補充療法のガイドライン』より

手術の問題点

❶重症度は凝固因子活性の程度によって分類される。重症型では自然出血として関節内・筋肉内出血が高頻度にみられるが中等度では自然出血は少なくなり、軽度の外傷などにより出血する。軽症型では自然出血はほとんどみられなくなり、抜歯・手術や外傷後の止血困難がみられる（表1）。

❷血友病の出血傾向の注意すべき重要な特徴は、いったん止血しても1〜2日後、長いときには1週間後に再出血をきたす、いわゆる後出血である。術後の経過観察により止血状態を確認することが重要である。

❸凝固因子製剤の補充療法の結果、製剤中の第Ⅷ因子やⅨ因子に対する同種抗体が発生することがあり、この抗体をインヒビターと呼ぶ。インヒビターが発生すると補充療法の効果が減弱および消失するため止血治療は著しく困難になる。

手術時の注意事項

❶日本血栓止血学会のまとめる『インヒビターのない血友病患者の急性出血、処置・手術における凝固因子補充療法のガイドライン』によれば歯科治療は「抜歯、切開の有無」によって区分され表のように取り扱われている（表2）。

❷血友病患者の抜歯に際しては、主治医に対診のうえで治療計画を立案し、凝固因子製剤による補充療法の準備を整える。抜歯に対する因子活性目標レベルは20％以上として補充量が決定される。

❸創部の保護と確実な止血目的のため、止血床を準備しておく。抜歯創に吸収性局所止血材を填入・圧迫して縫合の上、止血床を装着する。

❹麻酔は浸潤麻酔にとどめる（伝達麻酔は深部出血の恐れがあるため禁忌である）

内科医からのコメント

血友病は先天的な凝固因子欠乏性疾患で、第Ⅷ因子欠乏症である血友病Aと第Ⅸ因子欠乏症である血友病Bがある。生涯にわたる凝固因子製剤による補充療法が必要なことが多い。患者ごとに重症度や凝固因子の補充頻度が異なる。歯科処置の際には、実施時期に合わせて凝固因子の補充を考慮しなければならない。通常よりも多くの凝固因子製剤を要することが多い。また、凝固因子を阻害するインヒビターを有する症例では、処置による出血や止血により注意が必要である。

CHAPTER 7 血液疾患

多発性骨髄腫 multiple myeloma

疾患について

多発性骨髄腫は骨髄由来の形質細胞の腫瘍である。エックス線写真では骨の打ち抜き像を呈する。多発性骨髄腫の代表的な徴候には、高Ca血症、腎障害、貧血、骨病変があり、これらの症状があるものを症候性骨髄腫という。70％の患者においてBence-Jones蛋白として現れるL鎖が尿中に認められる。

治療法としてMP療法(メルファランとプレドニゾロン)やCP療法(シクロホスファミドとプレドニゾロン)などの化学療法や同種造血幹細胞移植がある。

照会状の書き方例

　歯周炎にて抜歯を予定しています。抜歯は2％キシロカイン（1/8万エピネフリン添加）約1.8mLの局所麻酔下で、手術時間30分程度、出血は少量を見込んでおります[1]。
　貴院にて多発性骨髄腫の加療中とのことですが、現在の病状、内服薬、検査値[2]についてご教示の程、お願いいたします。
　ビスフォスフォネート(BP)系薬剤投与中とのことですが、顎骨壊死のリスクを回避するために可能であれば3か月の休薬期間を設けて抜歯を計画させていただきたいのですが、休薬可能でしょうか[3]。また、観血処置時の留意点などありましたらご教授いただければ幸いです。
　ご多忙中とは存じますが、何卒よろしくお願い申し上げます。

照会のポイント

1. 歯科での診断名、術式、麻酔薬の種類（エピネフリン含有の有無）、手術の侵襲の程度（処置時間、予想される出血量）について具体的に情報提供をする。必要によっては投薬する抗菌薬、鎮痛薬の種類と量についても情報提供を行う
2. 照会先での原疾患の病名、現在の病態、検査値、内服薬（BP系薬剤、ステロイド、化学療法）同種造血幹細胞移植の有無について、情報提供を促す
3. BP製剤服用中の抜歯による顎骨壊死のリスクを回避するための具体策を提案し、照会先で判断を仰ぐ

キーワード
❶ BP系薬剤服用の有無／❷化学療法／❸同種造血幹細胞移植の有無

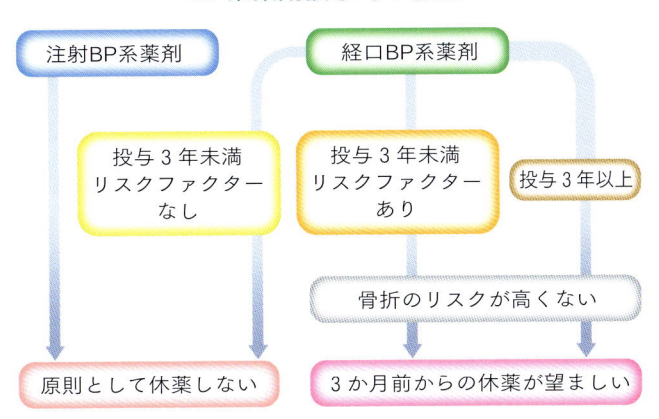

図1　BP系薬剤投与患者の抜歯時の指針。
『ビスフォスフォネート関連顎骨壊死に対するポジションペーパー』2010より

BP系薬剤投与時の抜歯

```
注射BP系薬剤            経口BP系薬剤

投与3年未満        投与3年未満      投与3年以上
リスクファクター   リスクファクター
なし               あり

                   骨折のリスクが高くない

原則として休薬しない    3か月前からの休薬が望ましい
```

手術の問題点

❶化学療法や同種造血幹細胞移植を行っている場合、易感染性宿主となっている可能性がある。

❷腎障害がある場合、止血困難となる可能性がある。また、抗菌薬により腎障害が悪化することがあるので、腎代謝の抗菌薬の投与は避ける(ネフローゼ症候群、78頁参照)。

❸BP系薬剤が投与されている患者は、抜歯など骨に侵襲がある処置により顎骨壊死のリスクがあるので、図1のBP関連顎骨死検討委員会の作成した指針にしたがった対応が必要である。

手術時の注意事項

❶化学療法や造血幹細胞移植を受けた後は、免疫機能が低下しているため感染症予防に努める。

❷腎障害に対して、止血処置を確実に行う。抗菌薬については肝代謝系の薬剤を選択する。

❸BP系薬剤投与中であれば、図1のポジションペーパーにしたがい、主治医と十分に相談した上で、必要があれば休薬期間を設け顎骨壊死に十分注意する。

内科医からのコメント

　抗体を産生する形質細胞の腫瘍で、新規薬剤により治療成績が向上しているが、根治が困難な疾患である。異常な免疫グロブリン(M蛋白)を産生し、腎障害、骨病変、貧血など多彩な臓器障害を引き起こす。歯科処置に際しては病気の状態、治療状況により可能かどうか異なるが、注意が必要なことが多い。また、骨病変の改善を目的としてビスフォスフォネート系薬剤の使用歴がある場合には、顎骨壊死の問題があり歯科的処置には十分な注意が必要である。

CHAPTER 7 血液疾患

血小板減少性紫斑病　idiopathic thrombocytopenic purpura (ITP)

疾患について

　特発性血小板減少性紫斑病(ITP)は原因不明の後天性血小板減少症として定義される自己免疫疾患であり、難治性疾患である。その病態は解明されつつあり、自己血小板に対する抗体が産生され(抗血小板抗体)、この抗血小板抗体と結合した血小板がとくに脾臓のマクロファージに捕捉・貪食されるのが主たる血小板破壊の原因とされている。症状としては、血小板減少に伴う出血傾向による紫斑(点状出血および線状出血)が主で、歯肉出血、鼻出血、下血、血尿、月経過多などの症状も呈する。出血症状を患者が自覚することなく、健康診断などで血小板減少を指摘され、受診する場合もある。ITPに対する治療ガイドラインは現在、厚生労働省研究班にて作成中であるが、その概要を図1に示す。

照会状の書き方例

　右下臼歯の疼痛を主訴に来院された患者様です。当該歯は重度歯周炎により抜歯を予定しております。

　貴院にて特発性血小板減少性紫斑病の加療中と伺いましたため、現在の病状、内服薬の状況、血小板数含めた検査結果を[1〜3]ご教示いただきたく存じます。

　なお当科の処置と致しましては、2％キシロカイン(1/8万エピネフリン添加)の局所麻酔下(約1mL使用予定)での抜歯を予定しておりますが、侵襲の程度は軽度、出血量も少量[4]と考えております。また術後は第3世代セフェム系抗菌薬とアセトアミノフェンの投与を予定しております[5]。

　血小板数、血小板機能により止血困難となることも予想されますが、輸血の必要性など[6]に関しましても、併せてご教示いただけますと幸いです。

　お忙しいところ恐れいりますが、よろしくお願い致します。

照会のポイント

1. 現在の病態、内服薬の状況(ステロイド内服の有無など)
2. 血小板数およびそのほか合併症の有無
3. ステロイドを内服している場合は、ステロイドカバーの必要性を聞く
4. 手術侵襲の程度(処置時間、予想される出血量)
5. 当科で使用する麻酔薬の種類、処方予定の抗菌薬・鎮痛薬の種類・量
6. 外科処置前に輸血が必要であるかどうか

キーワード
❶血小板／❷血小板輸血／❸紫斑

手術の問題点

❶ ITP患者の観血処置に対しては、必ず内科対診の上で処置を進める必要がある。普通抜歯には血小板数3万/μL以上を基準に行うが、手術侵襲に応じて術前の血小板輸血の準備、γ-グロブリン大量療法が必要になるため、内科医との密な連携が必須である。

❷ 難治性ITPに対しては、リツキシマブ療法(分子標的薬)や血小板増殖因子療法などが試みられているため、ITPの既往がある場合は現状の把握、服用薬物などの問診聴取が重要である。

❸ ITPの治療にステロイド薬が用いられている場合は、感染予防に留意し、ステロイドカバー(処置に際してのステロイド薬の増量)が必要となることがある。

手術時の注意事項

❶ 高齢者、多数歯抜歯を必要とするITPの症例は、入院下での抜歯をすることが望ましく、後出血に対し迅速に対応できるように大学病院または病院歯科口腔外科への紹介が望ましい。

❷ 手術後に、顔面皮膚に内出血斑をきたす可能性があることをあらかじめ患者に説明する必要がある。

❸ 手術直前に血小板数の測定を行う。

❹ 手術侵襲を可能な限り少なくする。①多数歯抜歯の場合は、数回に分ける、②粘膜に血腫をきたしやすいため、抜歯操作を愛護的に行う、③麻酔の刺入点は少なくする、④骨膜への減張切開は控える。

❺ 確実な止血処置を行う。抜歯窩には局所止血剤を填入し、縫合する。圧迫止血を行い止血を視認した上で、さらに止血床を使用することが望ましい。

❻ 術後の除痛に抗血小板薬であるアスピリンの投与は避ける。

❼ ステロイド薬を使用している場合は、感染予防に留意し、侵襲が大きい処置では主治医に対診の上、ステロイドカバーを必要とする。

内科医からのコメント

日常外来診療で問題になるのは、免疫学的機序により血小板減少が生じる特発性(免疫性)血小板減少性紫斑病である。無治療で出血傾向がなく、血小板数が5万/μL以上保たれている場合には、抜歯、インプラントを含めた歯科処置が可能なことがある。副腎皮質ステロイドホルモン治療中の患者や血小板数が5万以下の患者ではなるべく抜歯や手術を控える。止血が困難な手術時には血小板輸血を行う。

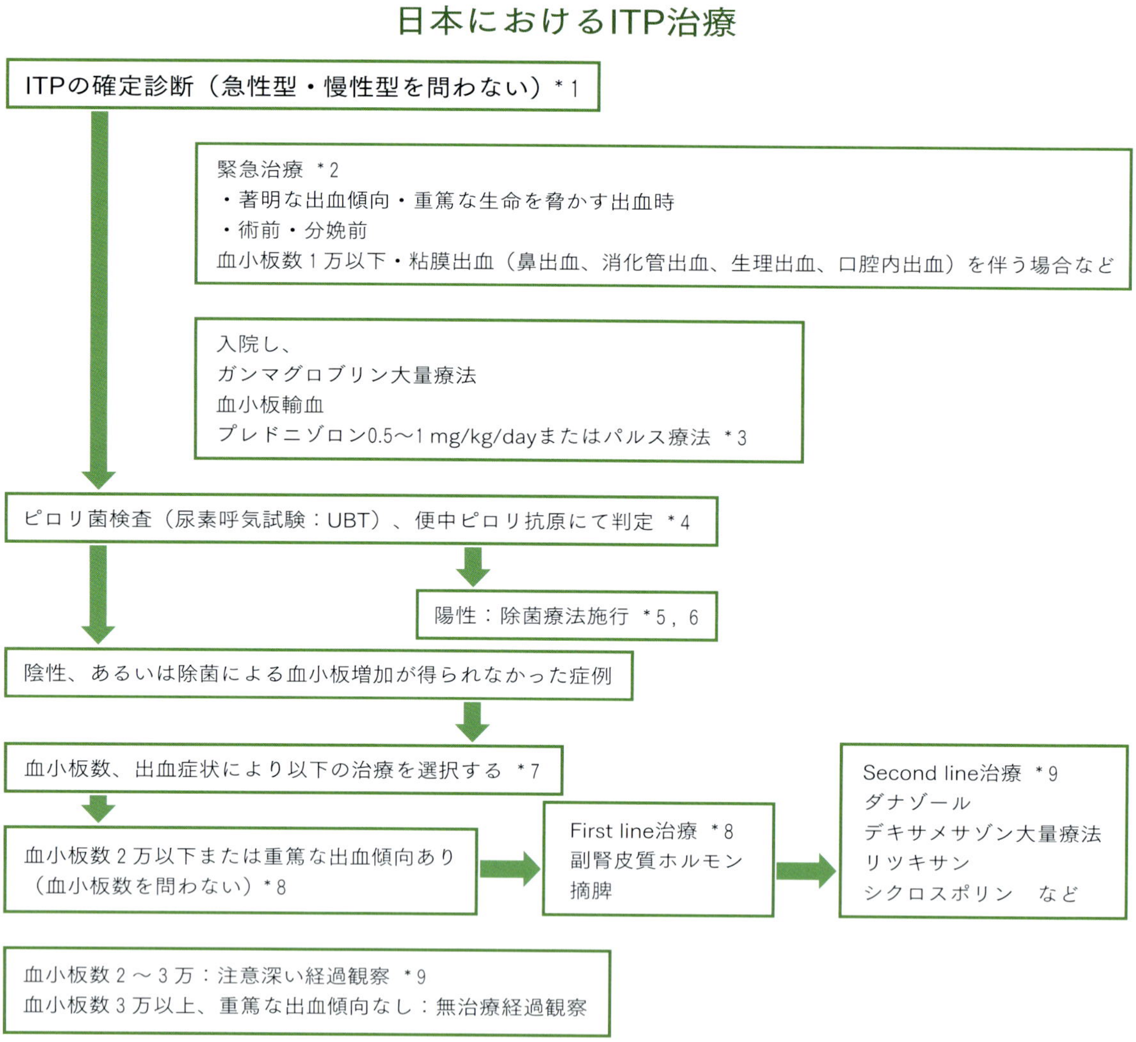

日本におけるITP治療

```
ITPの確定診断（急性型・慢性型を問わない）＊1
    │
    ├─→ 緊急治療 ＊2
    │   ・著明な出血傾向・重篤な生命を脅かす出血時
    │   ・術前・分娩前
    │   血小板数1万以下・粘膜出血（鼻出血、消化管出血、生理出血、口腔内出血）を伴う場合など
    │
    ├─→ 入院し、
    │   ガンマグロブリン大量療法
    │   血小板輸血
    │   プレドニゾロン0.5～1mg/kg/dayまたはパルス療法 ＊3
    │
    ↓
ピロリ菌検査（尿素呼気試験：UBT）、便中ピロリ抗原にて判定 ＊4
    │
    └─→ 陽性：除菌療法施行 ＊5，6
    ↓
陰性、あるいは除菌による血小板増加が得られなかった症例
    ↓
血小板数、出血症状により以下の治療を選択する ＊7
    ↓
血小板数2万以下または重篤な出血傾向あり      →  First line治療 ＊8   →  Second line治療 ＊9
（血小板数を問わない）＊8                          副腎皮質ホルモン          ダナゾール
                                                    摘脾                    デキサメサゾン大量療法
                                                                            リツキサン
                                                                            シクロスポリン　など

血小板数2～3万：注意深い経過観察 ＊9
血小板数3万以上、重篤な出血傾向なし：無治療経過観察
```

＊1	診断時に慢性型、急性型の区別がつきにくい場合があり臨床症状、検査所見が該当すれば本ガイドラインを適応する
＊2	緊急に止血が必要時（脳内出血、胸腔内・腹腔内・消化管出血など）、重篤な出血のリスクが高い確率で予測される場合には緊急治療を適応し出血による障害、生命危機を回避するように努める
＊3	これらの治療により一時的に血小板数を増加させ自体を終息させた後に以下の検査、治療に進む
＊4	これら以外に生検などでピロリ菌の診断を行ってもよいが出血傾向を考慮する
＊5	除菌療法の副作用（皮疹、消化器症状、出血傾向の悪化など）に注意。血小板数＞1万で除菌療法を行うことが望ましい。除菌療法：アモキシシリン750mg/日、クラリスロマイシン200mg/日、プロトンポンプ阻害剤（ランソプラゾール30mg/日）の3剤を1日2回、同時併用7日間（各用量は1回量を示す）
＊6	除菌4～6週間後に除菌効果を判定する（UBTによる）
＊7	血小板数は1回の測定ではなく数回の測定で判断する。出血傾向は軽微な機械的刺激や、自然出血によるものを意味する。強力な外力によって生じたものは除く
＊8	大きな血腫、溢血斑、鼻出血、消化管出血、生理出血、口腔内出血、多発する点状出血など、臓器障害や貧血、出血傾向の増悪をきたす恐れのある状態
＊9	少なくとも1か月に1回は診療を行い、連絡を密にする

図1　ITPの治療の流れ（厚生労働省研究班による）。

CHAPTER 8

感染症

CHAPTER 8 感染症

B型・C型肝炎 hepatitis B・C

疾患について

　B型・C型肝炎ウイルスの感染による肝炎で、肝炎ウイルスは肝細胞に親和性があるため、肝細胞に感染し増殖する性質がある。そのなかで、B型・C型肝炎ウイルスにより感染するのがB型・C型肝炎である。感染経路は、B型は血液または体液で、医療従事者の針刺し事故などにより感染する場合と、キャリアから慢性肝硬変、その後に肝細胞がんへと進展する場合がある。一方、C型は血液を介して感染し、B型と同様に肝細胞がんに進展するが、B型に比べて感染性は低いとされている。本邦では、慢性肝炎への移行は多くがC型肝炎ウイルスによるものである。治療法については、C型ではインターフェロンがある。一方、B型の場合には、HBワクチンの接種が有効である。
　医療従事者は針刺し事故などにより感染しないよう注意が必要である。

照会状の書き方例

　歯周炎にて抜歯を必要とします。
　貴院にて、C型ウイルス性肝炎にて加療中とのことですが、現在の病態、症状[1]、検査値[2]、投薬内容[3]、感染など観血処置時の留意点についてご教示いただければ幸いです。
　なお、抜歯は2％キシロカイン（1/8万エピネフリン添加）約1mL使用の局所麻酔下で、約15分間の低侵襲な手術を予定しております。抜歯後は緊密な縫合にて止血[4]いたします。また、術後の感染予防のためセフェム系抗菌薬を、疼痛時には肝障害の少ない塩基性抗炎症薬[5]の投与を考えております。
　なお、感染予防策には十分注意し的確な感染予防対策[6]を行います。
　ご多忙中とは存じますが、抜歯にあたり注意事項などございましたら、併せてご教示いただけたら幸いです。

照会のポイント

1. 肝炎の急性期には観血処置は禁忌
2. 腫瘍マーカー（C型ではHCV-RNA量）（表1）
3. 薬の副作用とくにインターフェロンの副作用
4. 肝機能低下による易出血性など
5. マクロライド系抗菌薬やNSAIDs、アセトアミノフェンは肝障害を増悪することがある
6. 院内感染に注意（表2）

キーワード
❶現在の病態／❷感染リスク／❸感染予防

表1　B・C型肝炎ウイルスマーカー

B型肝炎ウイルスマーカー	C型肝炎ウイルスマーカー
B型肝炎ウイルス表面(HBs)抗原	HCV抗体
HBs抗体	HCVコア抗体
B型肝炎ウイルスe(HBe)抗原	HCV-RNA
HBe抗体	HCVコア抗原
IgM-HBc抗体	HCVセログループ
HBc抗体	NS5A
HBVプレコア／コアプロモーター変異	
HBV-DNA	
HBV-ラミブジン耐性遺伝子（YMDD変異解析）	

手術の問題点

❶肝炎の急性期には抜歯などの観血処置は行わず、応急処置のみで対応する。

❷HCV-RNA量はウイルス量を反映するので高値であれば感染する可能性があるので、処置には十分な注意が必要である。

手術時の注意事項

❶術中の処置については、できるだけ安静にして、静かな環境のもとでストレスを加えずに、手術侵襲を少なく短時間で抜歯する。

❷肝障害があると出血が懸念されるため、術後は縫合処置を行うが、必要に応じてスポンゼル®など吸収性局所止血薬を用いる。

❸易感染性となっていることもあるので、術後には抗菌薬を用いるが、肝障害を起こしやすいマクロライド系抗菌薬は避け、消炎鎮痛薬もアセトアミノフェンやNSAIDsは避け、塩基系抗炎症薬（ソランタール®、メブロン®など）を用いる。

❹院内感染予防には十分な対策が必要で、器具の取り扱いには十分注意する。

❺針刺し事故などが起こった場合は、流水で血液をしぼりだすように患部をよく洗い流す。

❻スタンダードプリコーションに沿った感染予防対策を遵守する。手術は一般患者から離し、個室が望ましい。

❼HBs抗原が陽性患者の処置に際して刺傷事故が起きた場合、受傷者の血中HBs抗体が陰性であれば、48時間以内に抗HBsヒト免疫グロブリンを投与して肝炎の発症を予防する。

内科医からのコメント

　肝炎ウイルス患者の多くは慢性肝炎状態となり、その後肝硬変へ進展する。

　歯科治療で最も留意する点は血液感染による肝炎ウイルスの感染である。肝炎の活動性は、B型ではHBe抗原、HBe抗体、HBV-DNA量で評価し、無症候性キャリアではHBs抗原は持続陽性であるが肝機能障害はなく、非活動性キャリアではHBe抗原陰性（通常HBe抗体陽性）でHBV-DNA量は4.0 log copies/mL未満となる。C型肝炎ではHCV-RNA量で評価する。重症度は低アルブミン血症、プロトロンビン時間、血小板数により評価する。C型肝炎患者ではインターフェロン、リバビリンなどで治療を行っているか確認する。

表2 肝炎ウイルスに対する感染予防策(スタンダートプリコーション)

主な感染経路	状況	対策	消毒薬選択の注意
血液体液	血液・体液・排泄物に触れる可能性のあるとき	手袋を着用し、はずした後は直ちに手洗いする	グルタラール、次亜塩素酸ナトリウムが有効
	血液・体液・排泄物が飛び散る可能性のあるとき	手袋、プラスチックエプロン、マスク、ゴーグルを着用	
	血液・体液・排泄物が床にこぼれたとき	手袋、プラスチックエプロンを着用し次亜塩素酸ナトリウム処理を行う	
	感染性廃棄物を取り扱うとき	バイオハザードマークを使用し、分別・保管・運搬・処理を行う	
	針を使用したとき（針刺し事故の防止）	リキャップせず、針捨てBOXに直接廃棄する	

『歯科医療における感染予防対策と滅菌・消毒・洗浄』より改変

梅毒 syphilis

疾患について

Treponema pallidum を病原体とし、性交渉などにより感染するが、胎児期に胎盤から感染する先天性梅毒もある。

臨床経過は通常1期から4期まであり（表1）、口腔に症状が発現するのは感染後約2か月から3年までの間の2期に多く、灰白色のビラン性の潰瘍や硬結を伴う隆起がみられる（図1、2）。診断には、梅毒血清反応（表2）を用いるが感染後約6週頃より陽性化を呈する。

治療には、ベンジルペニシリンカリウム（PCG）などペニシリンが第1選択薬である。

照会状の書き方例

　歯周病にて来院された患者様です。当該歯の動揺が著しく、今後抜歯を予定しております。なお、抜歯には2％キシロカイン（1/8万エピネフリン添加）約1mL使用の局所麻酔下で行います。歯は動揺しているため極めて低侵襲で処置時間は約10分間を予定しております。また、縫合による完全止血を試みます。

　貴院にて現在梅毒加療中と伺いました。つきましては、現在の病状、感染力[1]、内服薬の状況などについてご教示いただきたく存じます。

　なお、当科としては院内感染の対応[2]対策として、HBV、HCV、HIVなどのウイルス性感染症に対する感染予防策と同様、ゴム手袋の着用、器具の取り扱い、ディスポーザブル製品の使用、汚染されたものの処置などを行います。

　また、術後感染予防のため抗菌薬の投与および術後の疼痛に対するNSAIDsの投与を考えております。

　貴院での抗菌薬の投与状況についても併せてご教示いただけると幸いです。

　なお、現在口腔内には、潰瘍および腫瘤[3]など異常所見のないことを付け加えさせていただきます。

　お忙しいところ恐れ入りますが、よろしくお願い致します。

照会のポイント

1. 感染力は1‐2期が強い。また血清学的検査による抗体価
2. 院内感染に注意
3. 梅毒の口腔内症状についてもチェックする

キーワード

❶梅毒の病期／❷血性学的検査値／❸感染予防

CHAPTER 8 感染症

表1 梅毒の病期分類

1期梅毒（3か月まで）
　感染後潜伏期は3〜6週間。初期硬結、無痛性潰瘍、硬性下疳の症状が出現。その後、症状は自然消失し、2期潜伏期へと移行
2期梅毒（3年まで）
　発熱、倦怠感などの全身症状が強く、皮膚梅毒、バラ疹、丘疹、白斑、膿疱、脱毛など多彩な皮膚・粘膜所見がみられる
3期梅毒（10年まで）
　結節性梅毒やゴム腫が特徴。舌、口唇などにも硬結や腫瘤が発現（図1, 2）
4期梅毒（10年以上）
　脳や脊髄が冒され脳実質障害や脊髄障害（脊髄癆）などの神経梅毒や大動脈瘤や大動脈炎などの血管梅毒が特徴

手術の問題点

❶梅毒の治療としてPCGなどの抗菌薬が投与されていることがあり、術後の抗菌薬の投与で過剰投与となることがあるので注意する。
❷顎下リンパ節をはじめ頸部に多発性にリンパ節の腫脹が2期梅毒でみられる。歯性感染症によるリンパ節炎との鑑別に注意が必要で、歯性であればまず抗菌薬を投与し、消炎を待って抜歯する。
❸2期梅毒で、無菌性髄膜炎に伴い急性顔面神経麻痺が生じることがある。

手術時の注意事項

❶院内感染には十分注意し、その対応にはスタッフを含めた的確な指示を行う。
❷術後出血をきたさないように緊密縫合などを行い、完全に止血してから帰宅させる。

内科医からのコメント

梅毒は感染時期と症状から1〜4期に分類されており、1期、2期が感染しやすい。いずれの時期においてもペニシリン系抗菌薬の長期間投与で治療する。血清学的検査には梅毒トレポネーマ特異的抗体（TPHA法、FTA-ABS法）と梅毒脂質抗体法（STS）の2種ある。注意すべき点は、STSは治療後陰性化するがTPHAは陰性化しない。STS陽性でも生物学的偽陽性があり、この代表的な疾患には膠原病、慢性肝疾患、結核やHIV感染症などがある。また、HIVとの重複感染では、1期、2期において血清反応が偽陰性化することがある。なお、十分な治療後であれば、歯科治療ではいずれの抗菌薬も使用可能である。

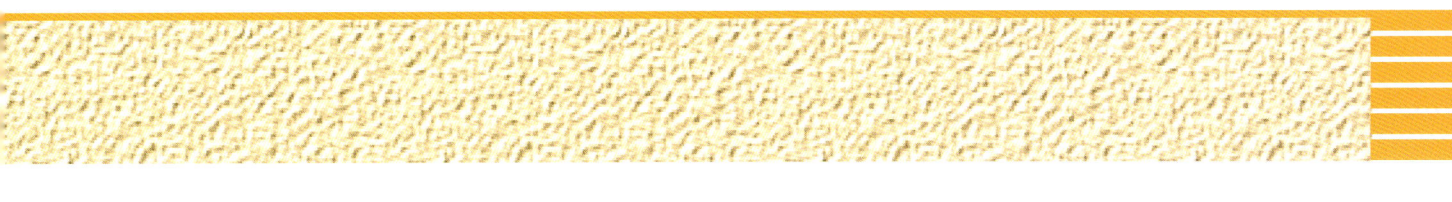

表2　抗体価の相互関係

	カルジオリピン抗体法		梅毒トレポネーマ抗体検査法	
	RPRカードテスト	RPR（自動分析装置）（R.U.）	TPHA	TPLA（T.U.）
陰性	0	0〜<1	0	0〜<20
低い	1、2、4、8	1〜<10	80、320	20〜<900
中等度	16、32	10〜<40	1,280	900〜<3,500
高い	64<	40<	5,120	3,500<

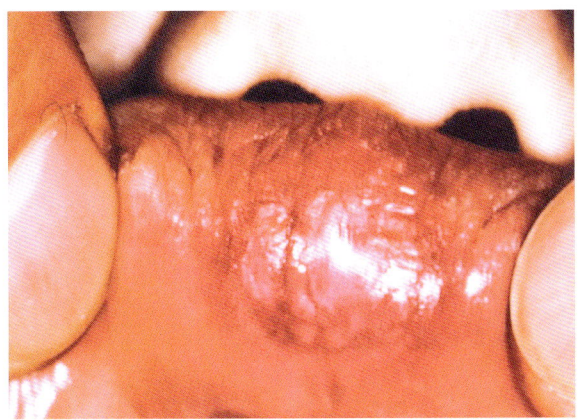

図1　梅毒性腫瘤（上口唇）。

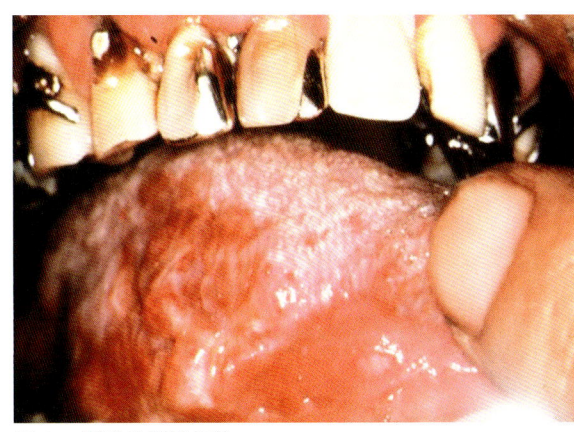

図2　梅毒性腫瘤（舌）。

CHAPTER 8 感染症

エイズ acquired immune deficiency syndrome (AIDS)

疾患について

レトロウイルスの1つであるヒト免疫不全ウイルス(HIV)がCD4陽性T細胞に感染し、同細胞が減少することにより、後天的に免疫不全を発症し、カリニ肺炎やカポジ肉腫などで死亡する特異的な疾患である。

感染経路は、血液や体液で、輸血や性交などによって感染するが、妊娠中に母親から胎児に垂直感染することもある。治療には、抗HIV薬による多剤併用療法が有効で、それによってHIV感染症の予後は劇的に改善した。

また、口腔内に特徴的な症状がみられることがある(表1、図1、2)。

照会状の書き方例

智歯周囲炎のため抜歯を要します。

現在、貴院にてエイズにより加療中とうかがいました。つきましては現在の病状[1]、経過、合併症[2]、投薬内容[3]および抜歯の可否についてご教示下さい。

患者は智歯周囲炎を繰り返し、将来炎症が波及し、嚥下障害や膿瘍形成も懸念されますので抜歯の適応と考えられます。

抜歯は、2％キシロカイン(1/8万エピネフリン添加)約1.8mLの局所麻酔下で行い、創部は結紮して止血し[4]、術後の感染予防としてセフェム系抗菌薬と鎮痛薬としてアセトアミノフェン(カロナール)の投与を予定します。なお、感染予防対策[5]などにつきましては慎重に対応致します。

上記抜歯にあたり、病状からみた適否、注意事項などございましたら併せてご教示いただければ幸いです。

照会のポイント

1. CD4の低下(200/μL以下)により易感染性
2. 長期合併症として心血管疾患、慢性腎臓病、骨関連疾患、HIV関連神経認知障害、非エイズ関連悪性腫瘍
3. 抗HIV薬の副作用や抗菌薬との相互作用に注意
4. 血液感染予防のため止血は的確に
5. 院内感染予防に留意する

キーワード
❶エイズ患者の病状／❷HIVの感染力／❸感染予防

表1 口腔領域でみられるエイズの症状

口腔カンジダ症
毛様白板症
カポジ肉腫
帯状疱疹
単純ヘルペス
急性壊死性潰瘍性口内炎

表2 エイズの精神医学的症候群

痴呆
せん妄
不安障害
適応障害
うつ病性障害
(薬物)乱用
自殺
杞憂(worried well)

『カプラン臨床精神医学ハンドブック』より

図1　カポジ肉腫。

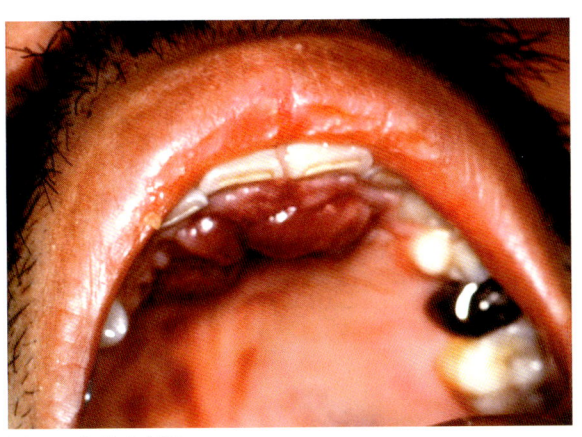

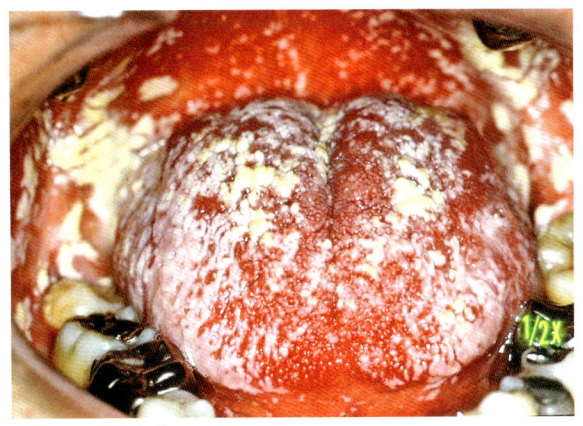

図2　カンジダ。

手術の問題点

❶エイズ患者への対応は免疫機能が低下しているため、観血処置を契機に症状を増悪させぬこと。また不安、不眠など精神科的症状が発現していることが多い。スタッフをはじめ言動に十分な注意が必要である（表2）。

❷治療薬のなかには、血小板や白血球の減少をきたしたり、肝・腎不全を誘発する毒性のあることを知ってほしい。

❸スタンダードプリコーションに沿った院内感染対策で対応する。すなわち血液や唾液の処理はもとより、できるだけディスポーザブルの器材を使用し、針刺し事故などを起こさぬようスタッフへの教育が重要である。

手術時の注意事項

❶手術はできるだけ個室で一般患者から離す。
❷術中はできるだけ低侵襲で余計な出血はさせないように注意する。
❸術者・助手はゴーグル、手にフィットした手袋を装着し、針刺し事故には十分注意する。器具の直接の受け渡しは避けて一旦置いたものを自分で取り上げるようにする。
❹術後は完全に止血してから帰宅させ、帰路の途中で再出血させぬことが重要である。また、あまりブクブク、ガラガラとうがいさせない。

内科医からのコメント

　エイズ患者ではHIVによりCD4陽性Tリンパ球（正常値800-1200個/μL）が破壊され低下し免疫不全状態となり、性感染症、ウイルス性肝炎、結核が発症し、CD4数が200/μL以下になると日和見感染症が出現しやすくなる。治療は抗HIV薬を継続し、その効果はHIV量と免疫力の指標であるCD4数により判定される。侵襲的な歯科治療時期は、CD4数が200/μL以上で、HIV量が検出限界以下（50 copies/mL以下であれば感染の危険性が少ない）が望まれる。処置時には血液感染予防を厳守する。抗菌薬は併存疾患と内服薬の相互作用を考慮して選択する。

CHAPTER 8 感染症

肺結核 pulmonary tuberculosis

疾患について

　肺結核は、結核菌 Mycobacterium tuberculosis の感染による慢性感染症である。近年、若年層を主とした集団感染や免疫機能の低下を伴う超高齢者の感染が問題とされている。

　感染経路は飛沫感染で、排菌している肺結核患者のせき、くしゃみなどから生じる気管支分泌物や唾液などの飛沫小粒子に含まれる結核菌を吸引することで感染が生じる（表1）。確定診断には、喀痰からの結核菌の検出が必要とされる。しかしながら、喀痰からの培養が陰性であっても、胸部エックス線で肺結核（図1）が疑われ、肺結核薬が有効で臨床的に結核と診断されることがある。

　治療には、早期に抗結核菌の薬剤併用を開始することで、ほぼ3か月以内に陰性化するとされている。

　また結核性病変は多くの臓器にみられ、主として結核性髄膜炎、骨関節結核、尿路結核、リンパ節結核、皮膚結核などがあげられるが、稀に口腔（図2）にも病変がみられることがある。

照会状の書き方例

　重度歯周炎にて抜歯を予定します。現在、肺結核にて貴院にて加療中とのことですが、現在の病状、排菌の状況[1]、内服薬[2]、観血処置時の留意点などについてご教示いただければ幸いです。

　なお、抜歯は2％キシロカイン（1/8万エピネフリン添加）約1.8mL 使用の局所麻酔で外科侵襲は中等度、手術時間は20分間程度で、出血量は軽微と予測されます。術後には感染予防としてのペニシリン系薬剤を3日間、疼痛時には NSAIDs の投与を考えております。また、医療従事者への院内感染[3]については十分に留意します。

　ご多忙中とは存じますが、何卒よろしくお願い申し上げます。

照会のポイント

1. 排菌している場合は抜歯を避ける
2. 抗結核薬による肝障害を考慮し抗菌薬の投与には注意する
3. 飛沫感染のため患者のせき、くしゃみなどに注意

キーワード
❶肺結核患者の病態／❷排菌／❸感染予防

表1　結核菌を伝播する危険因子

・感染源となる患者が適切な治療を受けていない場合には、患者が排出する感染性粒子による感染の危険性が増加する。	・咽頭結核の場合は感染性を増加させる
・喀痰塗沫検査において抗酸菌がみられる場合は、感染の危険性は大きい	・せきはエアゾールを発生するため危険性は増加する
	・呼吸器症状が長期間みられる場合は、結核伝播の危険性が増加する

『呼吸器研修医ノート』より

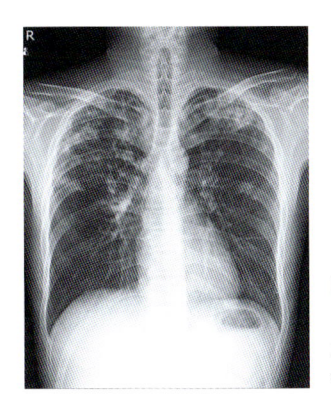

図1　肺結核の胸部エックス線写真(国際医療福祉大学三田病院林和先生提供)。

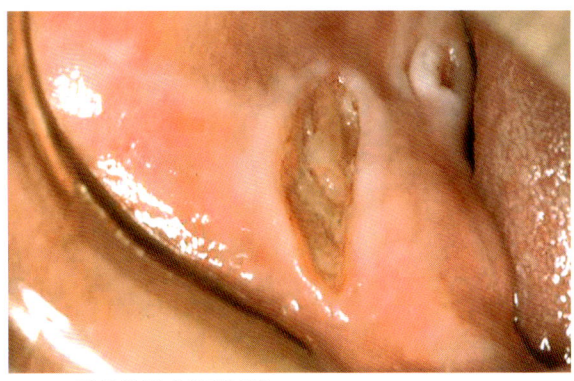

図2　結核性潰瘍(頬粘膜)。

手術の問題点

❶発熱が長期にわたることがあり、その場合結核の悪化によることがある。抜歯は、熱が下がってから施行する。

❷複数の抗結核薬を併用しているため副作用が生じやすい。肝機能が低下することがあるので、術後の投薬には注意が必要でテトラサイクリン系やマクロライド系の抗菌薬は避ける。消炎鎮痛薬はアセトアミノフェンよりNSAIDsの方がむしろ安全とされている。

❸処置はできれば一般患者から離し、個室が望ましい。

❹結核菌に対して塩化ベンザルコニウム、グルコン酸クロルヘキシジンは無効で、有効な消毒剤にはポビドンヨード、消毒用エタノール、クレゾール石鹸などがある。

手術時の注意事項

❶多くの場合、免疫機能の低下がみられ低栄養状態なども考えられるため、できるだけ短時間で低侵襲の処置を行う。またストレスを加えず安静下での抜歯手術が望ましい。

❷術後は、免疫機能の低下による易感染性であるため、抗菌薬による感染予防が必要である。また、患者は術中呼吸機能の低下が予測されるため酸素吸入を準備し、せき、たん、息切れなどによる呼吸には留意する。

❸肺結核は空気感染によるため、必ず防御用のゴーグルやマスクをして予防対策をし、歯科診療における感染リスクには十分留意する。

内科医からのコメント

結核菌は患者のせき、くしゃみから飛沫感染するため、排菌患者の歯科治療は応急処置にとどめる。感染予防のためクリーンルームまたは個室で行い、眼鏡やゴーグルによる目の保護、安全マスク(N95微粒子用マスク)、手袋、予防衣を着用する。

なお、感染の危険性がない非菌患者では一般患者と同じ扱いとする。抗菌薬やNSAIDsの制限はないが、抗結核薬のイソニアジド、リファンピシンの副作用による肝障害を認める場合は、肝酵素の変動に留意しながら使用する。

CHAPTER 9

精神疾患

CHAPTER 9 精神疾患

うつ病 depression

疾患について

うつ病とは、精神運動の抑制された気分障害のことで、抑うつ気分とともにやる気のなさなど身体的にも活動が低下する病態である。頻度は加齢とともに増加し、持続期間も長くなり、再発率・自殺の頻度も高くなるなど、年齢が異なることにより表現型が異なる（表1）。

発病頻度は、2〜10％で女性が男性の2倍とされている。また症状には日内変動がある。とくに気をつけることは、認知症と重複することがあり、アルツハイマー病の初期にみられる随伴症である。治療は抗うつ薬による薬物療法（表2）と認知行動療法などの精神療法も行われる。

照会状の書き方例

歯周病にて抜歯を要します。

現在うつ病の診断のもと貴院で治療中とのことですが、現在の病状[1]、認知症などの合併症の有無[2]、内服薬[3]などについて、恐縮ですがご教示願います。

なお、抜歯は症状が落ちつく午後の診療時間帯で安静下[4]に局所麻酔にて行います。また、念のためエピネフリンの含有しないメピバカイン（スキャンドネスト®）[3]を使用する予定です。外科的侵襲は中等度、約20分間を予定しております。

抜歯の可否、観血処置時の注意事項についてご教示願います。ご多忙中とは存じますが、何卒よろしくお願い申し上げます。

照会のポイント

1. 寛解期に処置を行う
2. 高齢者で認知症を伴うことがあり，家族の随伴が必要
3. 三環系抗うつ薬などの抗うつ薬にはエピネフリンは禁忌である
4. 日内変動があるため，患者の症状が比較的安定している時間帯に，安静下で抜歯する

キーワード
❶うつ病の重症度／❷抗うつ薬

手術の問題点

❶うつ病患者は身体的に活動が低下し、不調感を強く訴えることがあり、そのため口腔内症状として味がしない、舌がしびれる、痛い、噛めない、口が渇く、唾液がネバネバする、などの症状を訴えることが多い。これは抗うつ薬の副作用なのか、うつ病によるものなのか判断の迷うところである．このような状況下で抜歯などの観血処置は望ましくなく、さらに症状が強くでることがある。また、うつ病患者の60％には自殺念慮があり、15％は自殺企画するといわれている。その点も十分の留意しておく必要がある。
❷うつ症状は1日の中でも朝が重く夕方にかけて軽減する傾向があるため、抜歯は安定している時間帯で、他の患者が同室しない安静下で行う。

表1　年齢に特異的な特徴

前思春期	身体的愁訴、激越、単一の声の幻聴、不安障害、恐怖症
青年期	（薬物）乱用、反社会的行動、不穏、無断欠勤、学業困難、乱交、拒絶されることへの感受性の亢進、不衛生
老年期	認知障害（記憶障害、見当識障害、錯乱）、偽痴呆またはうつ病の痴呆症候群、無気力、散漫性

『カプラン臨床精神医学ハンドブック』より

表2　わが国で使用できる抗うつ薬

		一般名	商品名
第1世代	三環系	イミプラミン アミトリプチリン トリミプラミン ノルトリプチリン クロミプラミン	トフラニール®、イミドール® など トリプタノール®、ラントロン® など スルモンチール® ノリトレン® アナフラニール®
第2世代	三環系	アモキサピン ロフェプラミン ドスレピン	アモキサン® アンプリット® プロチアデン®
	四環系	マプロチリン ミアンセリン セチプチリン	ルジオミール® テトラミド® テシプール®
	他	トラゾドン スルピリド	デジオミール®、レスリン® ドグマチール®、アビリット®
第3世代	SSRI	フルボキサミン パロキセチン	デプロメール®、ルボックス® パキシル®
第4世代	SNRI	ミルナシプラン	トレドミン®

手術時の注意事項

❶うつ状態での唾液分泌の低下や抗うつ薬の副作用による口腔乾燥があるので、術前に口角には軟膏（ワセリン、バラマイシン®、アズノール®）を用い、器具や縫合糸などによる口腔粘膜の損傷に留意する。

❷抗うつ薬によってはアドレナリンが禁忌とされているものもあり、麻酔薬はメピバカイン（スキャンドネスト®）を用い、無痛的に行う。

❸高齢者では認知症を合併していることもあり、薬剤の投与方法などについては家族によく説明しておく必要がある。

内科医からのコメント

うつ病は、毎日の抑うつ気分、興味、喜びの著しい減退などの症状が2週間以上継続することを特徴とする精神科疾患である。重症患者では、自殺企図歴、希死念慮、アルコール依存症、気分変調性障害、他の物質乱用／依存、不安障害、パーソナリティ障害が併存する。歯科治療はなるべく寛解期に行う。アドレナリン含有局所麻酔薬（キシロカイン）と三環系抗うつ薬（イミプラミン）、MAO阻害薬との併用は禁忌である。

CHAPTER 9 精神疾患

統合失調症 schizophrenia

疾患について

統合失調症の症状は多岐にわたりその予後がさまざまである。また原因は表1のような仮説が提唱されている。とくに何らかの素因とストレスが重なって生じるというのが一般的である。

経過は、急性期、疲れの時期、回復期の3つに大きく分けられる。急性期には幻覚、妄想、興奮が現れ、その後治療により症状がとれて疲労状態の時期となり、やがて少しずつ元気をとり戻す時期となる（表2）。

治療法には、薬物療法と心理社会的治療がある。このなかで抗精神病薬には錐体外路症状という代表的な副作用があり、手の震え、筋肉のこわばり、動きの鈍さなどのパーキンソン症状がある。

照会状の書き方例

重度の歯周病で歯の動揺が著明です。誤嚥の恐れがあり、抜歯を予定しております。

現在、統合失調症で貴院にて治療中とのことですが、現在の病状の進行状態[1]、投薬内容と副作用[2]などについてご教示下さい。

なお、抜歯はエピネフリン無添加であるシタネスト－オクタプレシン®[3]約1mLの局所麻酔で、歯はグラグラと動揺しているため侵襲度は少なく、処置は約10分間を予定しております。また、術後の感染予防としてセフェム系抗菌薬3日間、疼痛時にはロキソニン®60mg1錠内服を予定しております。

貴科的な症状での抜歯の可否および他に注意事項がありましたら併せてご教示いただければ幸いです。

ご多忙中とは存じますが、何卒よろしくお願い申し上げます。

照会のポイント

1. 急性期は興奮や暴れることがあり、歯科処置は禁忌である
2. メジャートランキライザー投与中は傾眠傾向になる
3. 抗精神病薬にはエピネフリンとの併用が禁忌なものがある

キーワード

❶傾眠傾向／❷興奮／❸エピネフリン併用禁忌

表1　統合失調症の原因

遺伝的
生物学的
　ドパミン仮説
　ノルアドレナリン仮説
　γ-aminobutyric acid（GABA）仮説
　セロトニン仮説
　幻覚物質
心理社会的および環境的ストレス
感染説

表2　統合失調症の経過

	目立つ症状	必要なこと
急性期	幻覚、妄想、興奮	静かな環境と抗精神病薬（ときに入院治療）
疲れの時期	元気や活力のなさ	静かな環境と家族などの支え、焦らないこと
回復期	少しずつ元気が回復	適切な刺激

注：抗精神病薬はとくに急性期に大きな力を発揮する
また疲れの時期や回復期にも適切な量の薬が必要である

『レッスン　とうごうしっちょうしょう』より

表3　口腔内に症状を訴える異常感

被害的関係妄想	身体的関係妄想
・歯に盗聴器が埋め込まれている ・歯と歯の間にダイナマイトが仕掛けられた ・歯の中に毒を込められた などがある	・顎が動いていて少しずつ移動して前へでてくる ・舌が毎日大きくなっている ・口の中を虫がはっている などがある

手術の問題点

❶幻覚、妄想、興奮などが現れている急性期には歯科処置は原則的には施行しないが、薬物療法などで効果がみられる急性期以後では抜歯などの観血処置の対象となる。

❷歯科治療により興奮や暴れなどが惹起されることもあるので、できれば診察室では他の患者と一緒にさせず、できるだけ刺激の少ない静かな環境下での処置が必要である。

❸スタッフには不用意な発言は避けるように指示し、時間をとってゆっくりと対応することが肝要である。場合によっては、家族などの同室が必要となる。

❹急性期には口腔内に異常感覚を訴えることがある（表3）。

❺抗うつ薬は、モノアミン酸化酵素阻害薬ではリドカイン、プロカインは安全であるが、エピネフリンを含む麻酔薬は抗うつ薬のアドレナリン効果を増強するため禁忌とされている。

❻よくある薬の副作用として舌がねじれてしまう急性ジストニアや口渇などがある。

手術時の注意事項

❶メジャートランキライザーが投薬されているため、傾眠傾向になるので、閉口などで術野が狭くなりやすく、手術器具による粘膜の損傷には十分注意する。バイトブロックなどで閉口しないようにする。

❷軽度の侵襲でも突然興奮や暴れだすことがあり、手術器具は患者の手の届かないところに配置する。また患者を安心させるためによりていねいな声かけをすることが望ましい。

❸抗うつ薬服用患者では、局所麻酔薬はエピネフリンを含まない歯科用シタネスト‐オクタプレシン®を使用する。

内科医からのコメント

歯科治療時には、本人や家族に長時間安静にできるか、処置中に頻繁に休みを入れるなどの配慮があれば大丈夫かを確認する。陽性症状である幻覚（幻聴、テレパシー体験、独語、空笑）や妄想（被害的・誇大的内容）が強い時期は侵襲的な治療は避ける。エピネフリン含有局所麻酔薬（キシロカイン）は抗精神病薬のブチロフェノン系（ハロペリドール）、フェノチアジン系（クロルプロマジンなど）との併用が禁忌である。抗菌薬、鎮痛薬は通常量の使用が可能である。

CHAPTER 10

免疫・アレルギー疾患

関節リウマチ rheumatoid arthritis (RA)

疾患について

関節リウマチ(RA)は自己免疫疾患のひとつで、関節を主病変として全身の支持組織に進行する慢性の炎症性疾患で、関節外にも多くの症状がみられる(表1)。

わが国の罹患者は約100万人で中高年の女性に多く、遺伝的な要因が多い。初発症状は、起床時の関節のこわばりからはじまり、疼痛、腫脹、発赤の後、進行に伴い関節の変形、硬直が発現する。また稀に開口障害、咬合障害など顎関節に症状がでる場合もある(図1)。治療法は従来の疼痛コントロールを中心とした対症療法から、治療を目的とした葉酸代謝拮抗薬(メトトレキサート:MTX)を中心とした治療に変わりつつある。

照会状の書き方例

重度歯周炎にて今後抜歯を必要とします。

現在、貴院にて関節リウマチで治療中とのことです。つきましては、現在の症状および進行度[1]、合併症、内服薬[2]、検査データなどにつきご教示いただきたく存じます。

また、当科では顎関節の異常による開口障害はみられず、抜歯は容易と考えます。2%キシロカイン(1/8万エピネフリン添加)の局所麻酔下で約10分間の処置です。術後には、感染予防のためセフェム系抗菌薬3日分と鎮痛薬(ロキソニン®)を疼痛時のみ服用の投与を予定しておりますが、貴院投与の消炎鎮痛薬[3]と重複する可能性があります。

ご教示のほど併せてお願い申し上げます。

キーワード
❶関節リウマチの病期(進行度)／❷合併症／❸投薬内容

照会のポイント

1. 関節外症状にも注意する
2. 内服薬、ステロイドは必要があれば増量し、感染に留意する
3. NSAIDsはすでに投与されていることが多いので確認する

手術の問題点

❶ 多発性関節炎であるため、進行すると顎関節に異常をきたし開口障害により歯科治療が困難な場合もある。早期での抜歯を含めた処置が望まれる。

❷ 他の自己免疫疾患との合併症もあり、易感染症も考えられる。長期のステロイド薬が投与されている場合には、感染とともにステロイド性骨粗鬆症にも留意する。

❸ ステロイド薬が長期投与されている場合があるので、術後の感染には注意し、できるだけ閉創する。

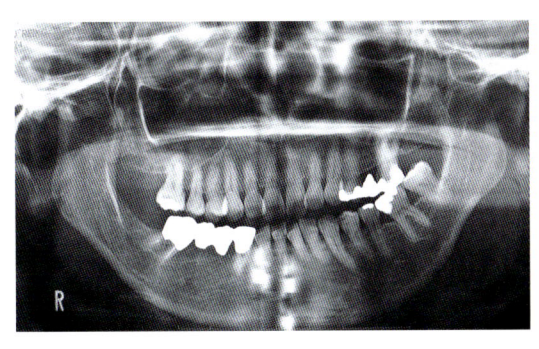

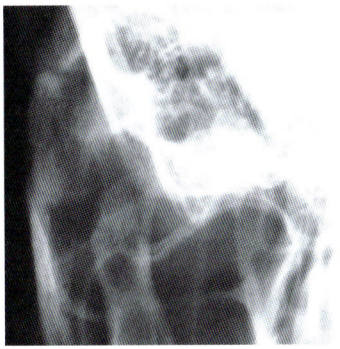

図1 関節リウマチによる顎関節頭の吸収（東京女子医科大学安藤智博教授提供）。

表1 関節リウマチの関節外症状

全身症状	全身倦怠感、易疲労感、微熱
血液	貧血、血小板増加
リンパ節	リンパ節腫脹
皮膚	手掌紅斑、皮膚萎縮、易出血性、皮下結節
筋肉	筋萎縮、筋力低下
神経	末梢神経障害、手根管症候群
骨	骨粗鬆症
眼	乾燥性角結膜炎、上強膜炎、強膜炎、虹彩毛様体炎
心	心膜炎、弁膜障害、心筋梗塞
肺	肺線維症、胸膜炎、肺内リウマトイド結節、BOOP
腎	続発性アミロイドーシス

BOOP：bronchiolitis obliterans organizing pneumonia
『最新医学別冊　関節リウマチ』より

手術時の注意事項

❶ 易感染性であるため、抜歯前に歯石やプラークを除去、口腔内の清掃状態に留意する。
❷ シェーグレン症候群を合併し口腔乾燥症がある場合には、長時間を有する処置には十分気をつける。
❸ 術後の鎮痛薬の投与に関しては、既にNSAIDsなどが対症療法として用いられていることもあり、増量による消化器潰瘍などを惹起させないようにする。
❹ メトトレキサート（MTX）による治療が行われている場合は、造血器障害や肝障害を認めることがあるので、その確認が必要である。

内科医からのコメント

左右対称の亜急性から慢性の関節腫脹、疼痛がとくに手関節、中手指節間関節、近位指節間関節を呈する炎症性疾患である。関節炎以外の合併症として間質性肺炎、血管炎（多発性単神経炎、皮膚潰瘍、強膜炎／上強膜炎）認める。治療は抗リウマチ薬（第1選択はMTXリウマトレックス®）、免疫抑制薬である。疼痛管理が難しい合併症がある重症例ではNSAIDsやステロイド薬を併用する。抗菌薬はいずれも使用可能であるが、NSAIDsは既に使用していることがあるので投薬を確認する。また、MTX副作用の口内炎や、シェーグレン症候群合併例では口腔乾燥を認めるため、治療時には留意する。

CHAPTER 10 免疫・アレルギー疾患

全身性エリテマトーデス systemic lupus erythematosus (SLE)

疾患について

全身性エリテマトーデス(SLE)は代表的な自己免疫疾患で、顔面の蝶形紅斑(図1)が特徴である。診断には1982年米国リウマチ学会が制定し、1997年に改訂された診断基準が頻用されている(表1)。発症には遺伝、内分泌、環境などが複雑に関与している。有病率は10万人に7〜8人で、性別では女性に多発する。臨床症状は皮膚粘膜以外には関節、呼吸器・循環器、腎、消化器、骨などあらゆる臓器に現れ(図2)、中枢神経にも頭痛、痙れん、不随意運動などを生じることがある。治療法は原則としてステロイド薬の投与である。

照会状の書き方例

患者は重度歯周疾患で歯の動揺が著明です。今後抜歯を予定しております。

現在、貴院にて SLE にて加療中とのことです。現在の病状、経過[1]、合併症[2]、検査データ[3]、投薬内容[4] などについてご教示願えれば幸いです。

なお、当科では2%キシロカイン(エピネフリン含有)約1 mL 局所麻酔下で約10分の低侵襲[5] にて抜歯を行います。抜歯後にはマクロライド系抗菌薬3日間、疼痛時にはアセトアミノフェン400mg 投与の予定です。

お忙しいところ恐れいりますが、よろしくお願い致します。

照会のポイント

1. 活動期の場合、抜歯は延期
2. 重篤な合併症があるためチェック
3. 活動期では CRP、抗 DNA 抗体価の上昇、白血球や血小板の減少などがみられる。
4. 内服薬、ステロイドは必要があれば増量し、感染に留意する
5. 抜歯の侵襲により、SLE を増悪時させぬように無痛的で低侵襲に行う

キーワード
❶ SLE の病期／❷ ステロイド薬／❸ 皮膚、粘膜、関節以外の合併症

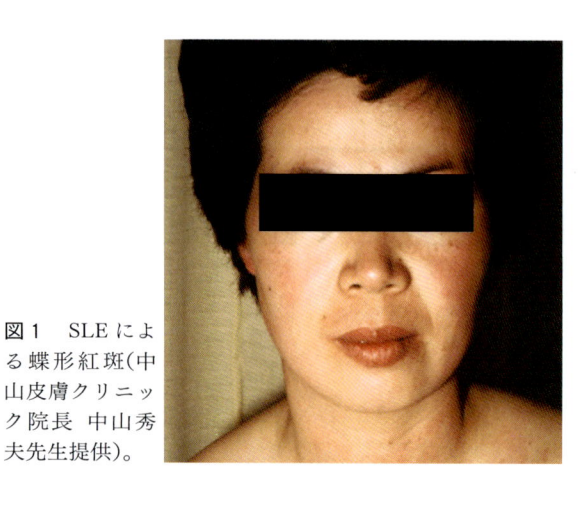

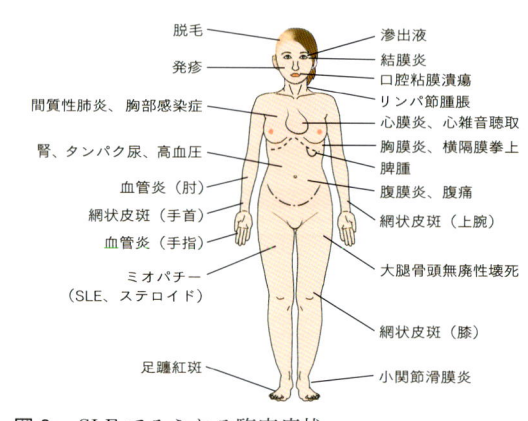

図1 SLE による蝶形紅斑(中山皮膚クリニック院長 中山秀夫先生提供)。

図2 SLE でみられる臨床症状。

手術の問題点

❶ SLEの治療にはステロイド薬が長期に投与されていることがある。本剤を長期間服用すると免疫能が低下し、感染症を誘発したり増悪させることがあり、感染予防には注意が必要である。またステロイド性骨粗鬆症にも留意する。

❷ SLEに合併する抗リン脂質抗体症候群（APS）は血栓傾向があり、長期の抗凝固療法が行われていることが多い。そのため、抗血小板薬やワルファリンが投与されていることを念頭におき、術中の止血は確実に行いたい。

❸ NSAIDsやステロイドによる上部消化管の病変が多発するため、投薬には注意が必要で、抗菌薬は消化薬との併用が望ましい。また腎障害を起こしやすいので、マクロライド系などの薬剤を用いる。

❹ ステロイド性骨粗鬆症予防のためにビスフォスフォネート系薬剤を服用している場合がある。

手術時の注意事項

❶ 長期ステロイド薬投与によって、術中のショックなどが生じてもすぐ対応できるよう準備が必要である。

❷ SLEの活動期には腎機能が低下することがあるため、腎毒性の少ないマクロライド系抗菌薬やアセトアミノフェンを選択する。

❸ 抜歯処置に関しては手術侵襲によりSLEを増悪することがあるので、無痛的、低侵襲にすみやかな処置が必要である。

内科医からのコメント

SLEは皮膚、関節症状の他、腎症、中枢神経症状（精神症状、てんかん発作、脳梗塞）、抗リン脂質抗体症候群などを呈する。活動期では、発熱・関節痛増悪、抗DNA抗体価上昇、貧血、白血球数減少、血清補体価低下、尿蛋白、CRP上昇を認める。治療はステロイド薬が第1選択で、初期治療量は活動性、重症度に応じて決定され、寛解期では維持量を継続する。歯科治療時にはステロイド量のほか、臓器症状に対する服用薬を確認する。ストレス、過労、睡眠不足、直射日光、寒冷などにより再燃することがあるため、ストレスがかかる大手術時にはステロイドを一時的に増量する。

CHAPTER 10 免疫・アレルギー疾患

表1　全身性エリテマトーデスの診断基準

診断基準項目	定義
顔面紅斑	頬骨隆起部の扁平あるいは隆起性の持続性紅斑。鼻口唇溝は避ける傾向がある
円板状皮疹	癒着性、角化性鱗屑および盲嚢角栓を伴う隆起性紅斑。萎縮性瘢痕を残すことがある
光線過敏症	日光光線に対する異常反応による皮疹(患者の既往歴または医師の観察による)
口腔内潰瘍	通常無痛性の口腔あるいは鼻咽頭潰瘍(医師の観察による)
関節炎	2か所以上の末梢関節の非破壊性関節炎(圧痛、腫脹あるいは関節液貯留を特徴とする)
漿膜炎	胸膜炎:胸膜痛の確実な既往、あるいは医師による摩擦音の聴取や胸水の証明 心膜炎:心電図あるいは摩擦音により確認されたもの、あるいは心嚢液の証明
腎病変	蛋白尿:1日0.5g以上、定量されていない場合は3＋以上の持続性蛋白尿 細胞性円柱:赤血球、ヘモグロビン、顆粒性、尿細管性、あるいは混合性でもよい
神経学的病変	けいれん発作:薬剤あるいは尿毒症、ケトアシドーシス、電解質不均衡などの代謝異常によるものを除く
血液学的異常	溶血性貧血:網赤血球増加を伴う 白血球減少:2回以上にわたり4,000/μL以下 リンパ球減少:2回以上にわたり1,500/μL以下 血小板減少:10万/mL以下、原因薬剤がないこと
免疫学的異常	抗dsDNA抗体 抗Sm抗体 抗カルジオリピン抗体
抗核抗体	蛍光抗体法あるいはそれに相当する手法による抗核抗体の高値。経過中のどの時点でもよい。薬剤誘発ループスに関連する薬剤は投与されていないこと

＊観察期間中に同時にあるいは時期を隔てても、上記項目中、4項目以上あれば全身性エリテマトーデスと分類してよい

アメリカリウマチ学会(ACR)提唱による全身性エリテマトーデス改訂分類基準(1997年)より

アレルギー疾患　allergy disease

疾患について

　アレルギーとは、抗原抗体反応によって生じる生物反応のなかで生物にとって不利益な反応のことである。反応によって生じる疾患にはさまざまあるが(表1)、歯科診療での観血処置にあたって気管支喘息や薬物アレルギーなどが問題となる。

　この免疫反応は、Ⅰ～Ⅳ型、また受容体に対する抗体による反応Ⅴ型まで分類されている。このなかでⅠ型はIgE抗体に由来する即時型アナフィラキシー反応である。気管支の収縮や気管支粘膜の浮腫などにより気管が狭窄し発作的な呼吸困難が生じる。治療には慢性喘息の管理と発作時の対応がある(気管支喘息、52頁参照)。

照会状の書き方例

　重度の歯周炎にて近日抜歯を予定している患者様です。貴院にてアレルギー疾患の診断のもと投薬・加療中とのことですが、現在の状態、病状、原因[1]、使用を回避すべき薬剤[2]などご教示いただければ幸いです。

　なお、抜歯には2％キシロカイン(エピネフリン添加)約1mL使用の局所麻酔下で侵襲の程度は既に歯が動揺しているため軽度で10分間程度の処置と考えております。

　術後の感染予防として第3世代セフェム系抗菌薬と疼痛時にはアセトアミノフェン[3]の投薬を予定しております。

　また、薬物アレルギーを起こしたときの救急薬品[4]として、ハイドロコーチゾン、抗ヒスタミン薬などが準備してあります。

　抜歯および投薬上の注意事項、アレルギー出現時の対応[5]につきましても、併せてご教示いただきたく存じます。

照会のポイント

1. 原因は金属、食物、薬物など
2. 薬剤の場合、たとえばペニシリン、ピリン系など
3. アセトアミノフェンはNSAIDsに比べて安全性は高い
4. 救急薬品：抗ヒスタミン、ステロイドの点滴静注が有効
5. まず使用している薬物を中止する。中止しても治らぬ場合は抗ヒスタミンが有効である

キーワード
❶アレルギーの重症度／❷薬物アレルギー／❸アナフィラキシーショック

手術の問題点

❶アレルギー疾患(表1)やアレルギー体質の患者が歯科受診することは多い。その場合、問診が重要で、家族歴や既往症はもとより、薬物アレルギーや気管支喘息の有無など詳細に聞きとる必要がある。

❷薬物アレルギーの既往があり、薬物が特定できない場合には、皮膚テスト(パッチテスト、スクラッチテスト、プリックテストなど)を行い、2％キシロカイン(エピネフリン有、無)や消毒薬など使用予定薬をチェックする。

❸ステロイドを長期内服している場合もあり、その際には医師の指示を仰ぐ必要がある。

CHAPTER 10 免疫・アレルギー疾患

表1　各種アレルギー疾患

・アレルギー性気管支喘息	・消化管アレルギー
・アレルギー性結膜炎	・金属アレルギー
・アレルギー性紫斑病	・寄生虫アレルギー
・アレルギー性蕁麻疹	・薬物アレルギー*
・アレルギー性鼻炎・花粉症	・食物アレルギー
・アレルギー性接触皮膚炎(アトピー性皮膚炎)	

＊薬物アレルギー：薬物が代謝物によって惹起される有毒反応で、多くは薬疹であるが、重篤なものとしてスティーブンス・ジョンソン症候群とアナフィラキシーショックがある

表2　アセトアミノフェン(カロナール®)の用法・容量の改訂

用法・容量	効能・効果
通常、成人にはアセトアミノフェンとして、1回300〜1,000mgを経口投与し、投与間隔は4〜6時間以上とする。なお、年齢、症状により適宜増減するが、1日総量として4,000mgを限度とする。また空腹時の投与は避けさせることが望ましい	下記の疾患ならびに症状の鎮痛 頭痛、耳痛、症候性神経痛、腰痛症、筋肉痛、打撲痛、捻挫痛、月経痛、分娩後痛、がんによる疼痛、歯痛、歯科治療後の疼痛、変形性関節痛

表3　アセトアミノフェンと他のNSAIDsとの作用機序の違い

アセトアミノフェン	NSAIDs
・末梢よりも中枢性に作用 ・消化管や腎、血小板などにおけるCOX-1阻害作用は弱い	・末梢(組織損傷部位)でのCOX阻害作用 ・消化管や腎、血小板などにおけるCOX-1阻害作用を有する

NSAIDs：非ステロイド性抗炎症薬　COX：シクロオキシゲナーゼ

手術時の注意事項

❶抜歯にあたっては安静、低侵襲での処置が望まれる。

❷ヨード剤の消毒は避け、局所麻酔時、直後には患者の挙動には常に注意しておく。

❸重度なアレルギー患者には静脈の確保を行い、エピネフリンの準備をしておく。

❹術中、発疹、不快感、掻痒感、蕁麻疹などが発現したらアナフィラキシーショックへの移行を予測し、救急蘇生などすぐに対応できるようにする(気管支喘息、52頁参照)。

❺術後の投薬は比較的薬剤アレルギーが少ないと考えられるマクロライド系(クラリス®、ルリッド®、ジスロマック®)、鎮痛薬としてはCOX-1活性作用の弱いアセトアミノフェン(カロナール®)を投与することが望ましい(表2、3)。

内科医からのコメント

アレルギーは発生機序によりⅠ〜Ⅴ型に分類される。アレルギーの原因(とくに薬剤)、出現時の症状と重症度、現在の状態(抗アレルギー薬内服の有無)を確認する。歯科治療時に最も留意すべきは即時型アレルギーのⅠ型で、症状は血管拡張や透過性亢進による浮腫や掻痒、蕁麻疹などで、全身性におよぶと急速な血圧低下によりアナフィラキシーショックに至る。ショック時はエピネフリンの筋肉注射、抗ヒスタミン薬静注、ステロイド点滴を行う。また、歯科用金属によるⅣ型の金属アレルギーでは掌蹠膿疱症、扁平苔癬、触性皮膚炎が発症する。治療は原因となる金属を除去する。

CHAPTER
11

がん

CHAPTER 11 がん

がん cancer

疾患について

　日本における悪性腫瘍は、1981年から死因のトップとなり、2010年度は死因の約30％を占めている。WHOによれば2005年の世界の5,800万人の死亡のうち、悪性腫瘍による死亡は13％を占める。死亡原因となった悪性腫瘍（がん）のうち最多のものは肺がんで、胃がん、肝がん、大腸がん、乳がんなどが続く。悪性腫瘍による死亡は増加し続け、2030年には1140万人が悪性腫瘍で死亡すると予測されている。悪性腫瘍の既往がある場合、その治療前後であるか、また治療方法などが重要となる。

照会状の書き方例

　右下臼歯の疼痛を主訴に来院された患者様です。当該歯は重度歯周炎にて今後抜歯を必要としております。

　貴院にて乳がん加療中と伺いましたため、現在の病状、治療の状況、検査結果など[1〜3]ご教示いただきたく存じます。

　なお当科処置と致しましては、2％キシロカイン（1/8万エピネフリン添加）の局所麻酔下（約1mL使用予定）での抜歯を予定しておりますが、侵襲の程度は軽度、予測出血量も少量[4]と考えております。また術後は、第3世代セフェム系抗菌薬と非ステロイド性消炎鎮痛薬での鎮痛を検討しております[5]。

　お忙しいところ恐れ入りますが、よろしくお願い致します。

照会のポイント

1. 現在の病態（手術前後であるか、放射線治療や化学療法は行っているかなど）
2. 治療の状況（抗がん剤やBP系薬剤などの治療などの有無など）
3. 血液検査の結果による異常値の有無、その他の合併症の有無
4. 手術侵襲の程度（処置時間、予想される出血量）
5. 当科で使用する麻酔薬の種類、処方予定の抗菌薬・鎮痛薬の種類・量

キーワード
❶がんの部位／❷治療の種類および内服状況

手術の問題点

❶がんは、原発部位や合併症、治療による副作用のため注意事項は変化してくる。その治療には、主に手術療法、放射線療法、化学療法があり、それらを併用して行う場合もあることから、当該疾患のある症例に関しては必ず主治医への対診が必要となる。

❷放射線治療中や化学療法中の症例では、顆粒球や血小板の減少により易感染性の出血傾向を呈している場合もあるため、病状の把握は必須事項である。

❸前立腺がん、乳がんなどの固形がんの骨転移のため、ビスフォスフォネート（BP）系薬剤が投与されていることがある。

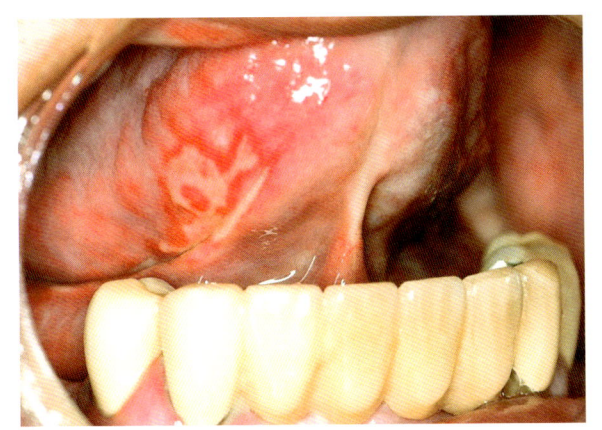

図1 乳がんの化学療法中の患者における抗がん剤による口腔粘膜炎。

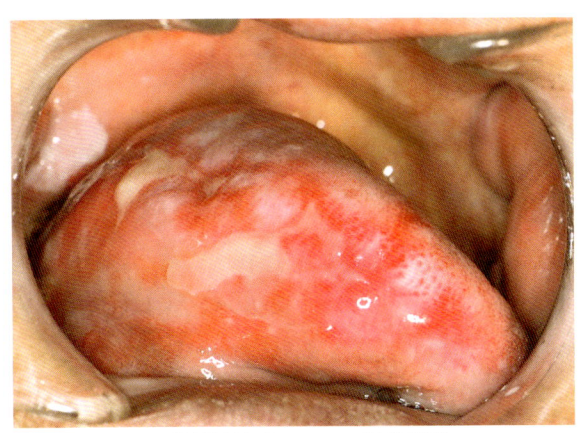

図2 舌がんの放射線治療による口腔粘膜炎。

手術時の注意事項

❶術後の抗菌薬や鎮痛薬の使用に関しては、薬剤の代謝に関わる臓器（肝、腎など）のがんの場合には、使用可能な抗菌薬や鎮痛薬を主治医に問い合わせるのが望ましい。

❷化学療法中や、頭頸部がん領域の放射線治療中症例に関しては、照射性口腔粘膜炎（図1、2）や化学療法による口腔粘膜炎を生じ、食事摂取のみならず口腔清掃も行えない状態もあるため、その場合には寛解期まで口腔内の手術を待つのが望ましい。

❸術前、術後に専門的な口腔清掃管理を必ず行い、感染予防に配慮する。

内科医からのコメント

がん患者では、原疾患や合併症、治療薬の副作用によりさまざまな臓器の機能障害を呈する。歯科治療時には全身状態（意識状態、発熱の有無、呼吸状態、栄養状態、貧血の有無、肝・腎機能）を評価し、治療が可能であるか判断する。全身状態が安定していても血液データに異常を認めることがあり、抜歯や手術前には必ず血液生化学データを確認する。がん患者では出血傾向を認めることがあり、抜歯・手術時の止血には十分な注意を払う。抗菌薬や鎮痛薬は肝・腎への負担が少ないものを選択する。

CHAPTER
12

その他

妊産婦 expectant and nursing mothers

疾患について

妊娠とは受精卵が着床することで、妊娠後15週ぐらいまでを妊娠初期といい、精神的にも不安定なことが多く流産しやすいことや、この時期に主要な器官が形成されるため催奇形性などの発生問題も生じる。その後の16～27週を妊娠中期といい、安定期とされている。28週以降を妊娠後期といい、この頃には胎児は形態を整えるが、位置が下降し、精神的刺激などのストレスより切迫早産（流産）、破水の恐れが生じる。

照会状の書き方例

> 歯肉の腫脹、自発痛、嚥下痛を主訴に来科された患者様です。右下顎智歯周囲炎の診断のもと消炎後抜歯が必要です。
> なお、このまま放置すると炎症は口底咽頭部へ波及し蜂窩織炎を継発する可能性があります。
> 現在妊娠6か月で貴科受診中とのことで安定期[1]と思われますが、抜歯の可能性はいかがでしょうか。
> なお、抜歯は2％キシロカイン（1/8万エピネフリン添加）の伝達麻酔と2％キシロカイン（1/8万エピネフリン添加）の浸潤麻酔を併用し無痛的[2]に行います。手術時間も20分間弱で侵襲度は中程度です。術後は、感染予防のためアモキシシリン[3]（サワシリン®）750mgを3日間、疼痛時のみ使用で、アセトアミノフェン[3]（カロナール®）600mg投与を予定しております。
> ご多忙中と存じますが、何卒よろしくお願い申し上げます。

照会のポイント
1. 重篤な感染症を惹起することが予測される場合、安定期である妊娠16～27週に抜歯を施行する
2. 無痛的に行うことが原則で表面麻酔や伝達麻酔を併用する
3. 催奇性や安全性を考慮した抗菌薬、鎮痛薬

キーワード
❶安定期／❷禁忌薬／❸無痛的処置

手術の問題点

❶妊娠全期間中、応急処置以外歯科治療、とくに抜歯は行わないことが原則であるが、炎症を繰り返しそのたびに薬剤などの対症療法を行ったり、炎症が進行し重篤な感染症を惹起したりすることが予想される場合には抜歯もやむをえない。但し、抜歯を行う場合は、安定期である妊娠16～27週の妊娠中期とする。

❷妊娠中は精神状態が不安定なこともあり、そのことを配慮の上、抜歯の時期を決める。

❸妊婦の場合、術前より口腔衛生指導を徹底することにより主訴以外にも口腔疾患の予防につとめる。また、その重要性を理解させることが大事である。

表1　催奇性を考慮した抗菌薬の使用(安全な順)

①ペニシリン系抗菌薬が使えるならば、アンピシリンのプロドラッグ(塩酸タランピシリン、塩酸レナンピシリン、塩酸バカンピシリン)、アモキシシリン
②セフェム系抗菌薬(セフゾン®)
③マクロライド系抗菌薬(クラリスロマイシン、ロキシスロマイシン)

手術時の注意事項

❶抜歯にあたっては、妊娠中は精神面が不安定であるため、ストレスを与えて過換気症候群や神経性ショックを起こさぬように心がける。

❷局所麻酔に関しては、普通量であれば胎児への影響もほとんどなく、エピネフリンもカートリッジに含有されている量ではとくに問題はないとされている。むしろ、疼痛を与えぬことが重要で、表面麻酔や伝達麻酔を十分奏功させた後で処置を行う。

❸抜歯は、低侵襲・短時間で施行する。

❹妊婦は易出血性のこともあり、術後の止血は確実に行う。術後のダラダラした出血は精神的に不安要素にもつながる。

❺薬物投与にあたっては、催奇性を考慮し(表1)胎盤通過性が低く(表2)、有益性が危険性を上回る薬物(表3)を選択しなければならない。それには、抗菌薬ではペニシリン系のアモキシシリン(サワシリン®)やセフェム系のセファレキシン(ケフレックス®)、セファクロル(ケフラール®)、鎮痛薬では添付文書で禁忌とされておらず比較的安全性の高いアセトアミノフェン(カロナール®)が選択される(表4、5)。

❻仰臥位低血圧症候群への配慮

妊娠後期では仰臥位により、子宮が下大静脈を圧迫して右心房への静脈環流量が減少し、その結果、心拍出量の低下から低血圧を惹起する。患者はあくび、冷や汗、めまい、呼吸困難を訴える。左側臥位にすることで右心系に血流が環流し症状は速やかに改善する。

内科医からのコメント

妊婦の歯科治療は原則的には問題ないが、妊娠初期(15週まで)は過度な緊張や長時間にわたる治療は負担になるため、安定期(16～27週)に行うのが安全である。パノラマエックス線、デンタルエックス線撮影は防護エプロンを着用しお腹周りを保護すれば胎児への影響はない。歯科治療で用いる量の局所麻酔薬には催奇形性は認められていない。抗菌薬はペニシリン系、セフェム系を使用する。催奇形性や胎児毒性の危険性があるアセトアミノフェン以外のNSAIDsは妊娠20週以降使用しないようにする。

CHAPTER 12 その他

表2 薬物の胎盤通過性

胎盤通過性		薬物
高 ↑ ↓ 低	＞50％	アンピシリン（塩酸バカンピシリン、塩酸タランピシリン、塩酸レナンピシリン）、カルベニシリン、スルベニシリンナトリウム、メチシリン、硫酸ゲンタマイシン、アミカシン、塩酸テトラサイクリン、クリンダマイシン、インドメタシン、フェニトイン、エピネフリン、リドカイン、塩酸プロピトカイン、酒石酸水素エピネフリン、塩酸メピバカイン
	10～50％	セファレキシン、セファロチンナトリウム、オキサマイシン、コリスチンメタンスルホン酸ナトリウム、塩酸ミノサイクリン、塩酸ドキシサイクリン、塩酸リンコマイシン、プレドニゾロン
	＜10％	ジクロキサシリン、エリスロマイシン、アセトアミノフェン、アスピリン、ペンタゾシン、フルニトラゼパム、クロルジアゼポキシド

『妊婦・授乳婦の歯科治療と薬物療法』より

表3 危険性よりも有益性が高いとされている薬剤

塩酸プロピトカイン、酒石酸水素エピネフリン、塩酸メピバカイン、リドカイン、アモキシシリン、セファレキシン、セファクロル、クリンダマイシン、アセトアミノフェン

『妊婦・授乳婦の歯科治療と薬物療法』より

表4 添付文書に禁忌と記載されている鎮痛薬

妊娠末期の婦人
　ロキソプロフェンナトリウム（ロキソニン®）
　メフェナム酸（ポンタール®）
　セレコキシブ（セレコックス®）
妊婦または妊娠している可能性のある婦人
　ジクロフェナクナトリウム（ボルタレン®）

表5 胎児における鎮痛薬の影響

カテゴリーA	適切な、かつ対照のある研究で、妊娠第1期（first trimester）の胎児に対するリスクがあることが証明されてもおらず、かつそれ以降についてもリスクの証拠がないもの	
カテゴリーB	動物実験では胎児に対するリスクが確認されていないが妊婦に対する適切な、対照のある研究が存在しないもの。または動物実験で有害な作用が確認されているが、妊婦による対照のある研究では、リスクの存在が確認されていないもの	アセトアミノフェン イブプロフェン（妊娠初期～中期）
カテゴリーC	動物実験では胎児への有害作用が証明されていて、適切で対照のある妊婦への研究が存在しないもの。しかし、その薬物の潜在的な利益によって、潜在的なリスクがあるにもかかわらず、妊婦への使用が正当化されることがありうる	ジクロフェナクナトリウム（妊娠初期～中期） メフェナム酸 セレコキシブ（妊娠初期～中期）
カテゴリーD	使用・市販後の調査、あるいは人間を用いた研究によって、ヒト胎児のリスクを示唆する明らかなエビデンスがあるが、潜在的な利益によって、潜在的なリスクがあるにもかかわらず妊婦への使用が正当化されることがありうる	ジクロフェナクナトリウム（妊娠末期） イブプロフェン（妊娠末期） セレコキシブ（妊娠末期）
カテゴリーX	動物・人間による研究で明らかに胎児奇形を発生させる、かつ／または使用・市販による副作用の明らかなエビデンスがあり、いかなる場合でもその潜在的なリスクは、その薬物の妊婦に対する利用に伴う潜在的な利益よりも大きい（事実上の禁忌である）	

FDA薬剤胎児危険度分類より

抗血栓薬服用患者（抗凝固薬・抗血小板薬）

疾患について

　超高齢社会の本邦において、脳卒中や心臓病などの循環器疾患が増加している。虚血性心疾患（狭心症・心筋梗塞）の患者は抗血小板薬を、心房細動や心原性脳塞栓症、人工弁置換術後の患者ではワルファリンなどの抗凝固薬が投与されていることが多い（表1、2）。抜歯の際、出血を恐れ、抗血栓薬を一時中断することが慣習化されていたが、中断すると脳梗塞などの血栓・塞栓症イベント合併のリスクがある（図1）。そのため近年は、各学会のガイドラインで抜歯は抗血栓薬継続下で行うことが推奨されている（表3）。

照会状の書き方例

抗凝固薬（ワルファリン）

　歯周炎にて抜歯を要します。

　貴院にて、人工弁置換術後でワルファリン投与中とのことですが、現在の病状[1]、ワルファリン量[2]、PT-INR値[3]、併用薬[4]、および合併症の有無[5]をご教示ください。

　抜歯は、2％キシロカイン（1/8万エピネフリン添加）約1.8mL使用のもと局所麻酔下で行いますが、侵襲程度は軽度、予測出血量も少なく、短時間で処置可能です[6]。感染性心内膜炎の予防のために、抜歯1時間前にサワシリン2g内服を指示する予定です。

　当院では、PT-INR値が3までなら、ワルファリンを中止せず止血剤の使用、縫合などの局所処置にて対応可能と考え、ワルファリン継続下の抜歯を予定しています[7]。

　歯科のガイドラインでは、72時間以内のPT-INR値を確認して抜歯することが推奨されています。○月○日に抜歯予定ですので、できましたら貴院にて検査をしていただけますでしょうか。

　その他、抜歯にあたり注意事項などございましたらご教授ください。

　ご多忙のところ恐れ入りますが、よろしくしくお願い致します。

抗血小板薬

　歯周炎にて抜歯予定ですが、脳梗塞にてバイアスピリンを服用中と聞いております。現在の脳梗塞の病状[1]、投薬内容[2,4]、合併症の有無[5]、抜歯に際し留意点などありましたら併せ

照会のポイント

1. 抗血栓薬投与の原因となっている疾患名、現在の病態
   　血栓が形成されやすい状況かどうかの確認
   　人工弁置換術後の患者では、感染性心内膜炎予防のために抗菌薬の予防投与を行うなど基礎疾患に対する配慮も重要である
2. 抗血栓薬の種類と量
   　新規の抗凝固薬、プレタール®などの可逆的な抗血小板作用をもつ抗血小板薬などジェネリック薬を含め多数の抗血栓薬がある
3. 通常の治療域と手術間近のPT-INR値（表4）
   　可能なら抜歯当時のPT-INR値、少なくとも72時間以内の値を確認する
   　指先だけの採血で、約1分間でPT-INR値を測定できる小型の機器がある（図2）
4. 併用薬
5. 高血圧や糖尿病などの合併症の有無
   　抗血栓薬服用患者で血圧が高いと出血のリスクが高い
   　心房細動の患者が糖尿病を合併していると、血栓・塞栓症を起こす危険性が高いので、抜歯の際、抗血栓薬は中断するべき

てご教示ください。当科的には、歯周炎のため2％キシロカイン（1/8万エピネフリン添加）局所麻酔下で2本の抜歯が必要です[6]。抜歯の侵襲度は軽度のため、バイアスピリンは継続のままでも処置可能です[7]。

ご多忙のところ恐れいりますが、よろしくお願い致します。

6. 歯科治療内容
　手術の侵襲度を担当医に知らせる
7. 抗血栓療法継続下での手術の了解

キーワード
❶ワルファリン／❷アスピリン／❸PT-INR／❹心原性脳塞栓症／❺ステント

手術の問題点

❶患者が抗血栓薬と知らないで服用している場合があり、後出血をきたした後で抗血栓薬を服用していたことが発覚することがある。

❷抜歯や小手術時に抗血栓薬を中断した場合に、脳梗塞や心筋梗塞などの血栓・塞栓症を起こすリスクがある。抗血栓薬を継続して抜歯や小手術を行う場合には、適切な検査と局所止血処置を行わないと出血のリスクがある。

❸ワルファリン服用患者でPT-INRが治療域を超えている場合には、外科処置を避け医師にワルファリン量を調節してもらう。

❹新規経口抗凝固薬（プラザキサ®、イグザレルト®）服用患者の抜歯に関するガイドラインがない。

❺抜歯以外の歯科外科処置（歯周外科処置、歯科インプラントなど）に関しては抗血栓薬継続での処置が可能かどうかのガイドラインがない。

手術時の注意事項

❶2015年にだされた「科学的根拠に基づく抗血栓療法患者の抜歯に関するガイドライン」に準じて、抗血栓薬継続下で抜歯を行う（表3、図3、4）。

❷抜歯以外の小手術に関しては現時点ではガイドラインはないが、出血のリスクより抗血栓薬中断による血栓・塞栓症のリスクが高い場合で、歯科医師が止血可能と考える処置に関しては継続下での手術を検討する（図5）。症例によっては、ワルファリンをヘパリンに切り替えて手術を施行する必要があるので病院歯科などへ紹介することが望ましい。

❸患者は抗血栓薬を継続したままの手術に対して不安を抱いている場合があるので、重篤な血栓・塞栓症を起こさないためにも継続下での処置が望ましいこと、出血に対しては対応可能であることを説明する。

❹原疾患の状態、高齢者、多数歯抜歯症例や抜歯後出血に対する恐怖を持つ患者などは入院下での抜歯も検討する。外来抜歯では後出血に対し迅速に対応できるように、口腔外科のある病院と日頃から連携をとる。

❺抗血栓薬継続下に手術を行った場合、顔面皮膚に内出血斑をきたす可能性があることをあらかじめ患者に説明し、心配ないことを話す。

❻ワルファリン継続下での抜歯後出血の原因とし

て、抜歯適応歯の炎症があげられ、術前に局所の炎症を可及的に改善する(ブラッシング指導、抗菌薬による急性症状の緩和など)。

❼ワルファリン服用患者では、抜歯直前にPT-INRを測定する。可能であれば当日のPT-INR値を確認する。

❽手術侵襲を少なくする。
- 多数歯の抜歯が必要な場合は、抜歯を数回に分ける。
- 粘膜に血腫をきたしやすいので、ヘーベルや抜歯鉗子操作に気をつける。麻酔の刺入点を少なくする。
- 顔面皮膚に内出血斑をきたすので、骨膜への減張切開はできるだけ避ける。

❾確実な局所止血処置を行う。抜歯窩には、局所止血薬を填塞、縫合し、ガーゼによる圧迫止血は通常より長めに行う。

❿術中の疼痛や不安により血圧が上昇し出血をきたすことがあるので、血圧の変動には注意する。

⓫抗菌薬、鎮痛薬の投与には注意を要し、短期間、必要最小限度とする。

ワルファリンは多くの薬剤と相互作用を有するので注意が必要である。とくに抜歯時に処方する抗菌薬や消炎鎮痛薬のなかには、ワルファリンの作用を増強する薬剤がある。セフェム系の抗菌薬の長期投与は腸管内細菌に影響を与え、ビタミンKの欠乏を招き、間接的にワルファリンの作用を増強させ、出血が増加する可能性が指摘されている。ワルファリン服用患者で長期間抗菌薬を投与する場合には、再度PT-INRの確認が必要である。

酸性の非ステロイド系消炎鎮痛薬（$NSAID_S$）は、血漿蛋白結合率が高いために、ワルファリンの遊離促進作用があり、薬理作用であるプロスタグランジン生合成抑制作用により血小板凝集が抑制作用され、血液凝固能が低下する。また、$NSAID_S$の副作用である消化管粘膜障害を増悪させ、消化管出血が起こりやすくなる危険性がある。$NSAID_S$だけではなく、シクロオキシゲナーゼ-2（COX-2）選択的阻害薬やアセトアミノフェンも同様に注意する。

内科医からのコメント

抗血小板薬・抗凝固薬を服用する疾患は、虚血性脳血管障害、狭心症、心筋梗塞、末梢動脈閉塞症、深部静脈血栓症、ステント留置患者など多岐にわたっている。また非弁膜症性心房細動患者では脳塞栓症・全身性塞栓症の発症予防に抗凝固薬が適応になっている。これらの患者が出血時の対処が容易な抜歯などの小手術を受ける際には、抗血小板薬・抗凝固薬は中止しないように厳重に指導する。大出血が予測される口腔外科手術では、血栓症リスクが高く抗凝固薬を中断できない場合はヘパリン代替療法を行う。抗凝固薬を再開する際、ワルファリンはPT-INRを指標に内服量を調節する。PT-INRは、70歳未満では2.0〜3.0程度、70歳以上では安全性を配慮して1.6〜2.6を目安にする。

CHAPTER 12 その他

表1　代表的な抗血栓薬

＜抗凝固薬＞
　経　口：ワルファリンカリウム（ワーファリン®）
　　　　　直接トロンビン阻害剤　ダビガトランエテキシラートメタンスルホン酸塩酸塩製剤（プラザキサ®）
　　　　　選択的直接作用型第Xa因子阻害剤　リバーロキサバン（イグザレルト®）
　　　　　　　　　　　　　　　　　　　　　アピキサバン（エリキュース®）
　　　　　　　　　　　　　　　　　　　　　エドキサバントシル酸水和物（リクシアナ®）
　非経口：ヘパリン製剤
　　　　　　未分画ヘパリン
　　　　　　低分子量ヘパリン　ダルテパリン（フラグミン®、ヘパクロン®）
　　　　　　　　　　　　　　　エノキサパリン（クレキサン®）
　　　　　抗トロンビン剤　アルガトロバン（アルガロン®、ノバスタン®、スロンノン®）
　　　　　ヘパリノイド　　ダナパロイドナトリウム（オルガラン®）
　　　　　合成Xa阻害剤　フォンダパリヌクスナトリウム（アリクストラ®）
＜抗血小板薬＞
　経　口：アスピリン（バイアスピリン®、バファリン81®）　　イコサペント酸エチル（エパデール®）
　　　　　塩酸チクロピジン（パナルジン®、チクロピン®）　　塩酸サルポグレラート（アンプラーグ®）
　　　　　硫酸クロピドグレル（プラビックス®）　　　　　　　トラピジル（ロコルナール®）
　　　　　ジピリダモール（ペルサンチン®、アンギナール®）　ベラプロストナトリウム（ドルナー®、プロサイリン®）
　　　　　シロスタゾール（プレタール®）　　　　　　　　　リマプロストアルファデクス（オパルモン®、プロレナール®）
＜血栓溶解薬＞
　t-PA剤（組織型プラスミノーゲンアクチベーター）、ウロキナーゼ

表2　日常の歯科臨床で遭遇する抗血栓療法患者

・心疾患
　弁膜症（僧帽弁狭窄症・閉鎖不全症など）、心臓外科手術後（人工弁置換術・弁形成後、冠動脈バイパス術後）、虚血性心疾患（狭心症、心筋梗塞、カテーテルインターベンション）、心不全、心房細動、ペースメーカー埋め込み術後など
・脳血管障害
　脳梗塞（ラクナ梗塞、アテローム血栓性梗塞、心原性脳塞栓症）
・血液疾患
　先天性アンチトロンビンIII欠損症、プロテインC欠乏症、プロテインS欠乏症
・その他
　肺塞栓、深部静脈血栓症、人工血管置換術後、閉塞性動脈硬化症、前腕動静脈シャント術後など

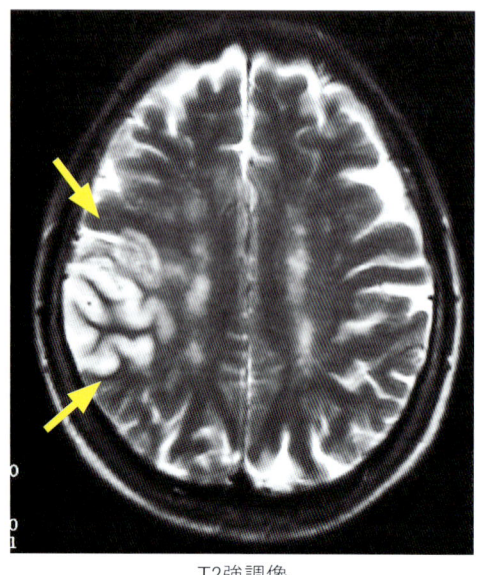

T2強調像 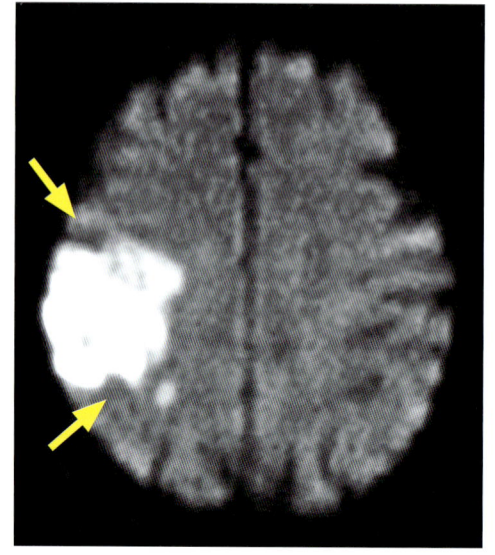　　　　　　　　　　　　　　　拡散強調像

　心房細動患者で、心臓内にできた血栓がとんで脳血管を塞ぎ、右側の脳梗塞（心原性脳塞栓症）を起こし、左側の片麻痺、感覚障害をきたした。再発予防のために、ワルファリンを服用している。このような患者に対して、抜歯時にワルファリンを中断すると、新たな血栓の発生によりさらに大きな脳梗塞を起こし、生命を脅かす危険性がある。

図1　心原性脳塞栓患者の頭部MRI画像（水平断）。

表3　抗血栓薬服用患者の抜歯に関して

○抜歯に関するガイドライン
　血栓を予防する抗血栓薬の内服薬には抗凝固薬と抗血小板薬がある（表1）。抗血栓薬を抜歯時に中断した場合、重篤な脳梗塞や心筋梗塞などを発症する可能性があるので、「科学的根拠に基づく抗血栓療法患者の抜歯に関するガイドライン」では、抗血栓薬継続下での抜歯が推奨されている。

○抗凝固薬服用患者の注意点
　ワルファリンを服用している患者では、血液凝固検査のプロトロンビン時間（PT）の国際標準比（international normalized ratio：INR）による薬効モニタリングが行われ、ワルファリンの投与量が決定されている。日本人の場合、PT-INR 値が2.0〜3.0にコントロールされていて（70歳以上では、1.6〜2.6）、3.0以下であれば、ワルファリン継続したまま抜歯を行っても、重篤な出血を起こすリスクは少ない。PT-INR 値は、24時間以内、少なくとも72時間前の値を参考に抜歯を行ない、可能なら、抜歯当日に PT-INR を測定する。トロンビン阻害薬と第 Xa 因子阻害薬の直接作用型経口抗凝固薬（DOAC）も、継続下での抜歯が推奨されている。DOAC 服用患者では、血中濃度のピークを避けて抜歯を行う。患者に内服している時間を聞き、内服6時間以降に抜歯を行う。

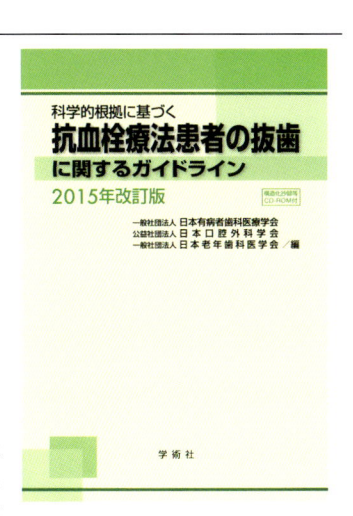

○適切な局所止血処置
　抗血栓薬継続下に抜歯を行う際には、十分な局所止血処置を行う（図4、5）。抜歯窩に局所止血剤を填入、創縁を縫合し、ガーゼによる圧迫止血を通常より長めに行う。腎・肝機能障害や血小板減少症など出血傾向のある患者では、止血シーネや歯周パックなども準備する。

○全身的止血処置
　局所止血処置にて止血困難で、血液凝固検査の値が異常でワルファリン、ヘパリン、DOAC の作用を拮抗させないと止血が得られないと判断された場合には、医師との連携の上で、抗血栓薬の減量〜中止や中和剤の投与などの全身的止血処置を行う（表6）。

『科学的根拠に基づく抗血栓療法患者の抜歯に関するガイドライン 2015年改訂版』より要約

$$\text{PT-INT} = \left(\frac{\text{患者血漿のPT[秒]}}{\text{正常血漿のPT[秒]}}\right)^{\text{ISI}}$$

　ワルファリンの投与量調節にはプロトロンビン時間やトロンボテストが使用されていたが、近年では、国際的に評価を標準化する目的で PT-INR が用いられている。PT-INR は、実測した PT 比（患者血漿の秒数を健常者の秒数で除したもの）を ISI（International Sensitivity Index：国際感度指数）で補正した PT 比である。
　ワルファリンは、患者個々のビタミン K 量やワルファリンの代謝能に依存するため同じ投与量でも患者により臨床効果が異なり、また、食事や併用薬の影響を受ける。ワルファリンが効き過ぎ PT-INR 値が高すぎると出血のリスクがあり、逆に低すぎると血栓予防効果がない。そのため、ワルファリン服用患者は定期的な PT-INR の測定が必要で、医師により厳密な管理が行われている。
　本邦の循環器疾患におけるガイドラインでは、原疾患や年齢によるが、PT-INR 値は2.0〜3.0（70歳以上の高齢者では1.6〜2.6）にコントロールされている。

表4　PT-INR（Prothrombin Time-International Normalized Ratio）：プロトロンビン時間の国際標準比。

ディスプレイに PT-INR 値が表示される

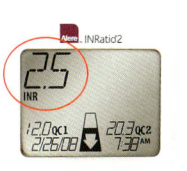

指先だけの採血のみで、約1分間で PT-INR を測定できる。測定原理は、テストストリップ中のフィブリノーゲンがフィブリンに変化するときの電気抵抗の変化から PT を測定し、INR を算出する。

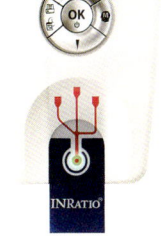

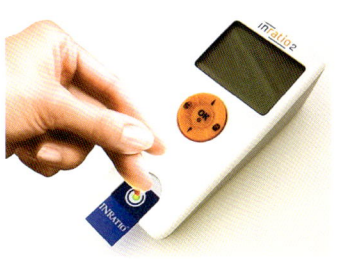

図2　小型 PT-INR 測定器／インレシオ®2（モリタ）。

CHAPTER 12 その他

表5 医師が抜歯時、抗血栓薬を休薬するべきではないと考える症例

- 心臓の人工弁設置
  開発初期の機械人工弁置換をしている症例
  （僧帽弁の場合はとくに血栓がつきやすい）
- 心房細動で弁膜症、糖尿病、高血圧の合併症のある患者
- 心原性脳塞栓症の既往
- 冠動脈ステント留置術後2か月以内
  （心房細動がある場合、ステント留置症例で抗血小板薬を止めるとステント内血栓ができる）
- 抗リン脂質抗体症候群
- 深部静脈血栓症
- 肺塞栓症

表6 抗凝固薬の中和薬

抗凝固薬	ワルファリン	ヘパリン	トロンビン阻害薬（ダビガトラン）	第Xa因子阻害薬
中和薬	ビタミンK	プロタミン硫酸塩	イダルシズマブ	開発中
	ビタミンK（ケイツーN®）	プロタミン硫酸塩（「モチダ」®）	イダルシズマブ（プリズバインド®）	

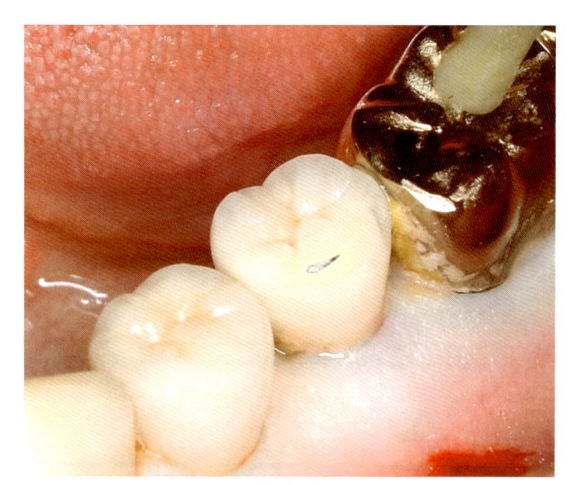

抜歯前

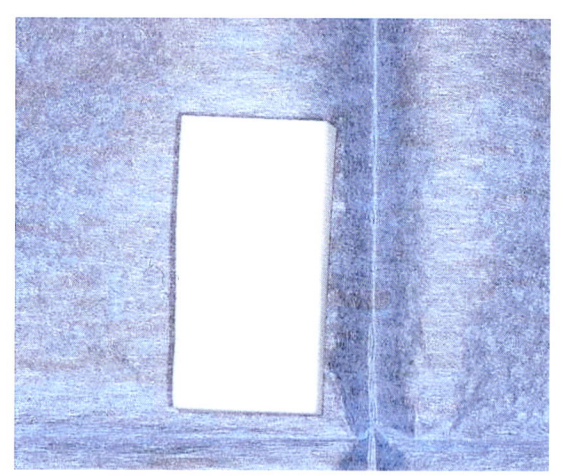

吸収性ゼラチンスポンジ

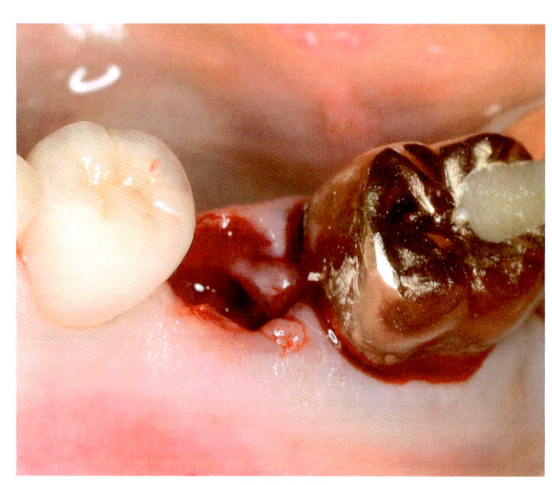

抜歯直後

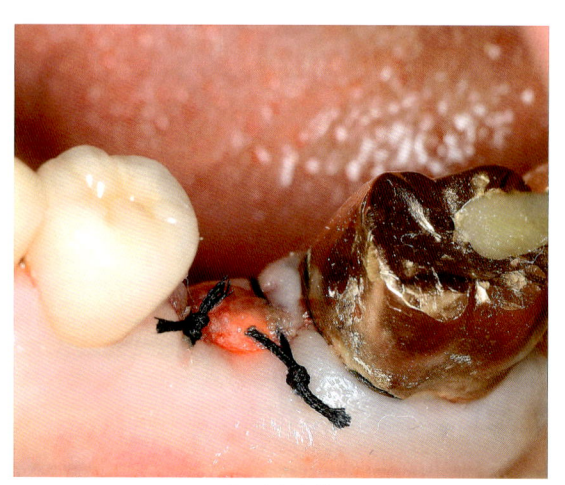

局所止血後

　僧帽弁置換術後の患者でワルファリンを服用していた。抜歯当日にINRを測定し、INR値は2.79であった。心臓外科に対診した結果、感染性心内膜炎予防のため、抜歯30分前にピペラシリン2gの投与を指示された。ワルファリンを継続したまま|5の抜歯を行い、抜歯窩に吸収性ゼラチンスポンジ（スポンゼル®）を挿入し、縫合した。ワルファリン継続下に抜歯する場合には、十分な局所止血処置を行うことが重要である。
　抜歯後も抗菌薬（フロモックス®）を5日間投与した。ワルファリン継続下に抜歯を施行したが、術中、術後出血はなかった。

図3 ワルファリン継続下での抜歯症例。

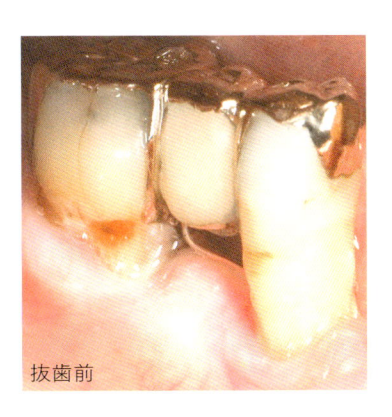

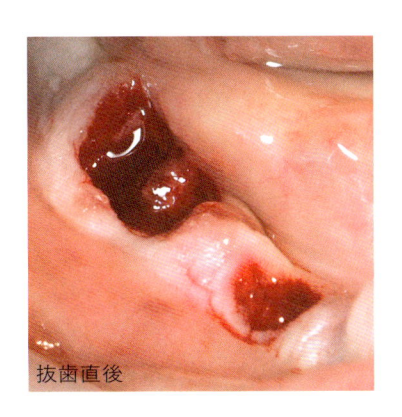

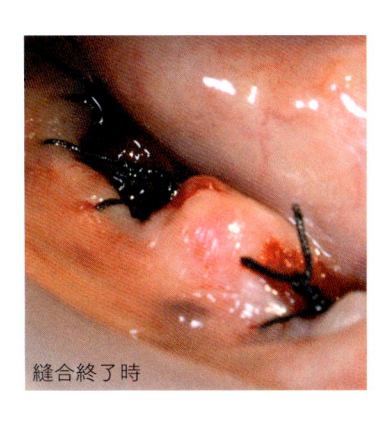

図4　抗血小板薬継続下の抜歯症例。
　狭心症でアスピリン（バイアスピリン®）を100mg服用していた。7 5̄ 歯周炎のためにアスピリン継続下に抜歯した。抜歯時出血はほとんどなく、縫合終了時には完全に止血していた。

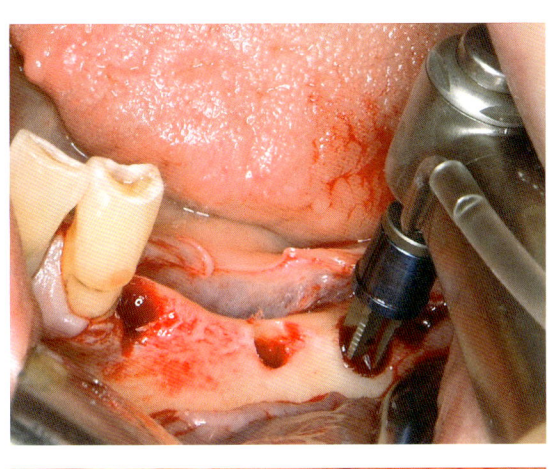

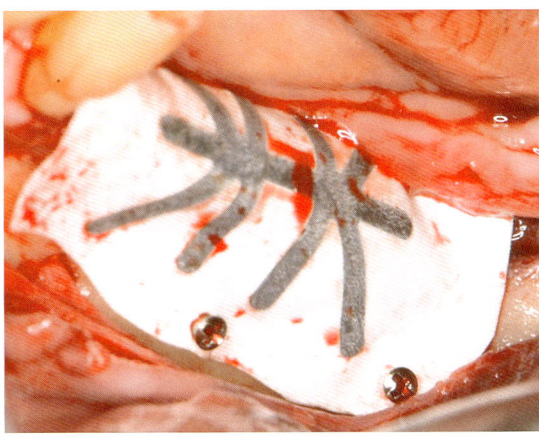

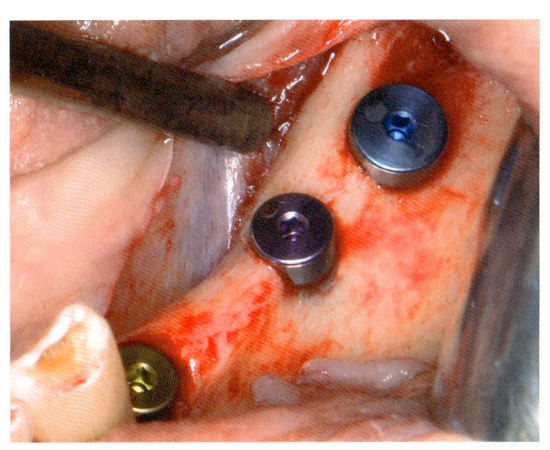

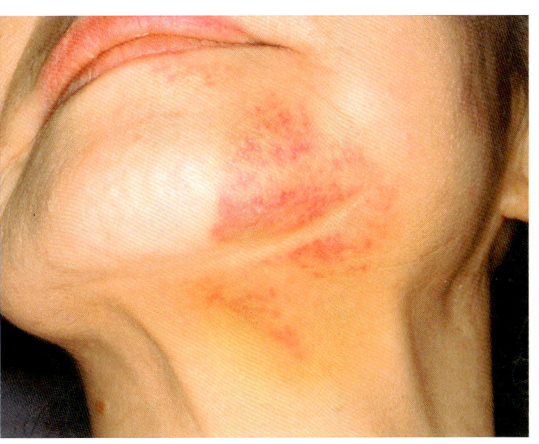

図5　抗血栓薬継続下のインプラント埋入。
　74歳、女性。脳梗塞と心房細動のためにワルファリンとアスピリン（バイアスピリン®）を服用していた。手術当日のPT-INRは1.62であった。抗血栓薬継続下に下顎左側臼歯部にインプラント埋入手術と頬側骨が不足していたために自家骨移植と非吸収性膜にてGBRを行った。術中の異常出血や後出血はなかったが、骨膜に減張切開を加え閉鎖創にしたために、翌日顔面に内出血斑をきたした。このような状態をきたすことを患者にあらかじめ説明しておくことが必要である。

CHAPTER 12 その他

骨吸収抑制薬投与患者

疾患について

　骨吸収抑制薬でもっとも用いられているビスフォスフォネート（BP）系薬剤は、破骨細胞に特異的に取り込まれアポトーシスを誘導することにより、骨吸収を抑制すると考えられている。そのため本剤は、推定1,000万人以上いるという骨粗鬆症の標準治療薬とされている。骨粗鬆症は一般的に閉経後の女性に多く、大腿骨頸部骨折を起こすと寝たきりになることが多く、著しく生活の質（QOL）をそこなうため、早期診断（表2）と予防治療が極めて重要になる。

　また溶骨性の骨転移を抑制することにより、乳がんや前立腺がんの骨転移や多発性骨髄腫などの治療薬としても高い評価を受けており、骨の疼痛緩和にも有効な薬剤とされている。一方、このBP系薬剤を含めた骨吸収抑制薬に関連した顎骨壊死（ARONJ／図1）が問題となっている。

照会状の書き方例

　口腔清掃に留意し、ブラッシング指導や歯石除去を行ってきましたが、慢性根尖性歯周炎のため、抜歯が必要となりました。なお抜歯は、2％キシロカイン（1/8万エピネフリン添加）約1.8mL使用の局所麻酔で、手術時間は15分間程度、出血も軽微で、侵襲程度は少なく、術後創部は骨露出しないよう緊密に縫合します[1]。術前より、ペニシリン系抗菌薬を投与し、術後にも同薬剤を感染予防のため3日間継続投与[2]し、術後7日目に抜糸します。

　貴院にて骨粗鬆症のため骨吸収抑制薬を投与中とのことですが、現在の骨密度[3]などの病状[4]、投与期間[5]、投与量などについてお教え下さい。

　抜歯で顎骨壊死が報告されています。投与期間が3年以上の場合には、術前3か月間の休薬を設け術後1か月後に薬剤の再開を計画をさせていただきたいのですが、休薬は可能でしょうか[6]。また、観血処置にあたりまして注意事項などがございましたら、併せてご教示いただければ幸いです。

　ご多忙中とは存じますが、何卒よろしくお願い申し上げます。

照会のポイント

1. 手術侵襲の程度（処置時間）と手術内容
2. 術前よりのペニシリン系抗菌薬の投与は有効
3. 骨密度、骨強度、骨代謝マーカー（表2）
4. 原疾患の病名、現在の病態、治療薬は内服薬か注射薬か、投与期間、ステロイド薬などの併用薬の有無
5. 投与期間により骨吸収抑制薬の休薬が決定
6. 骨吸収抑制薬の中断期間と再開時期

キーワード
❶骨吸収抑制薬の中断と再開

手術の問題点

❶ 患者が骨吸収抑制薬と知らないで服用していることがあり、術後、創が閉鎖せず骨が露出して疼痛を訴え再診することがある。

❷ 骨吸収抑制薬の長期中断により大腿骨近位部骨折リスクが高くなる。そのため1か月間の中断をめどに、処方医と相談の上で早期に再開する。

❸ 骨吸収抑制薬の内服薬でも顎骨壊死（ARONJ）が増加しているため、抜歯後の治癒不良や将来、歯科インプラント治療を行っても生着せずやむなく撤去されることもある。

❹ 術前よりの抗菌薬の投与がARONJの発現を予防するといわれている。

❺ ARONJ発症の全身的因子（表3）と抜歯時における骨吸収抑制薬の休薬については、ポジションペーパーに沿って対応する（図2）。

手術時の注意事項

❶ 術前にプラークや歯石除去し、口腔内清掃に留意する。

❷ 投与期間が3年以内であっても、創部の骨ができるだけ露出しないように閉創する。その際、減張切開や骨削除など過度の外科侵襲は避けるが、根尖部の病巣や周囲の不良肉芽があれば必ず除去しておく。術後感染には十分注意するが、もしその兆候があれば重篤にならないうちに、抗菌薬の点滴投与などが必要となるために、口腔外科のある施設に紹介する。

❸ 抗菌薬は術前より投与が望ましく、アモキシシリン（サワシリン®）を第1選択とし、ペニシリンアレルギーがあればセフェム系薬剤かニューキノロン系薬剤を用いる。

内科医からのコメント

骨吸収抑制薬は骨粗鬆症、多発性骨髄腫、悪性腫瘍における高カルシウム血症や固形癌の骨転移など、骨の脆弱症を有する疾患で使用されている。また、骨粗鬆症の原因には、高齢者、副甲状腺機能亢進症、関節リウマチ、動脈硬化や慢性腎臓病、糖尿病、ステロイド薬内服患者などがある。歯科治療時の問題は骨吸収抑制薬による重篤なARONJである。骨吸収抑制薬の内服については、患者は基礎疾患ほど重視していないため、問診時に聴取漏れのないように積極的に確認する。患者には口腔内を清潔に保つように指導する。患者の状態とARONJリスク因子（表3）を考慮し、骨吸収抑制薬の休薬の可否を判断し治療にあたる。

CHAPTER 12 その他

表1 骨吸収抑制薬

一般名		商品名	主な適応症	剤形
窒素非含有製剤	エチドロネート	ダイドネル	骨粗鬆症	錠剤
窒素含有製剤	アレンドロネート	フォサマック・ボナロン	骨粗鬆症	錠剤
		テイロック	骨転移	注射液
	リセドロネート	ベネット・アクトネル	骨粗鬆症	錠剤
	ミノドロネート	ボノテオ・リカルボン	骨粗鬆症	錠剤
	ゾレドロネート	ゾメタ	骨転移	注射液
	パミドロネート	アレディア	骨転移	注射液
	インカドロネート	ビスフォナール	骨転移	注射液
RANKL 阻害薬剤	デノスマブ	エクスジーバー・プロリア	骨転移・骨粗鬆症	注射液

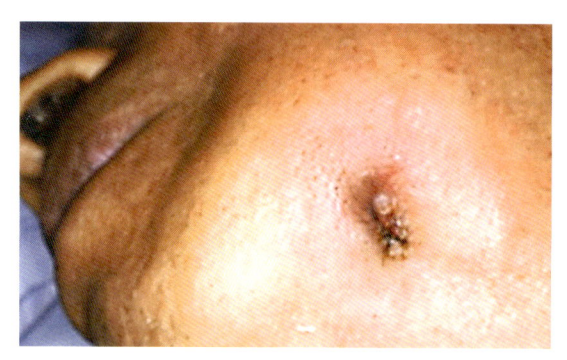

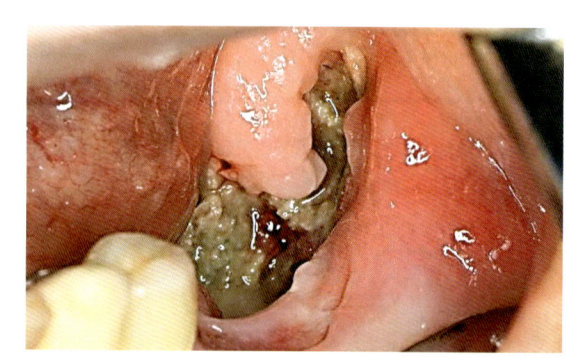

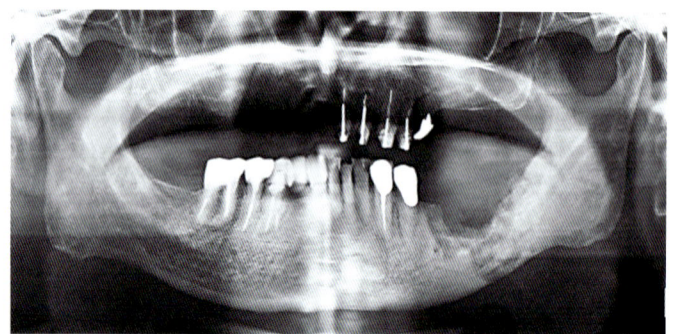

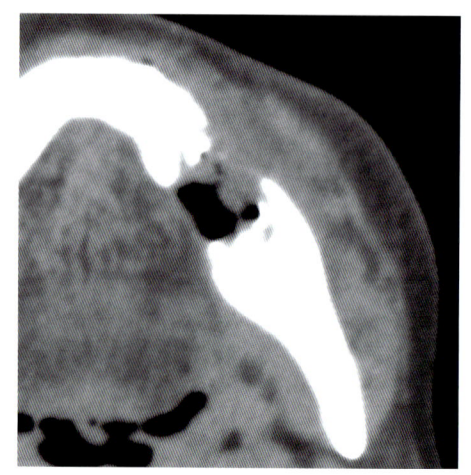

図1 下顎に発症した顎骨壊死。瘻孔形成と腐骨。画像所見で頬舌的な皮質骨の破壊像や海綿骨の吸収像がみられる。

表2 骨粗鬆症の診断

骨密度：二重エネルギーエックス線吸収測定法（DXA）
骨強度：定量的 CT を用いた有限要素法
骨代謝マーカー：

骨形成マーカー	略語	骨吸収マーカー	略語
オステオカルシン	OC	ヒドロキシプロリン	HYP
低カルボキシル化オステオカルシンまたは非カルボキシル化オステオカルシン	ucOC	ピリジノリン	PYD
		デオキシピリジノリン	DPD
アルカリホスファターゼ	ALP	Ⅰ型コラーゲン架橋 N- テロペプチド	NTX
骨型アルカリホスファターゼ	BAP	Ⅰ型コラーゲン架橋 C- テロペプチド	CTX
Ⅰ型プロコラーゲン -N- プロペプチド	P1NP	Ⅰ型コラーゲン -C- テロペプチド	1CTP
Ⅰ型プロコラーゲン -C- プロペプチド	P1CP	酸ホスファターゼ	ACP
		酒石酸抵抗性酸ホスファターゼ	TRACP

『骨代謝マーカーの適正使用ガイドライン（2012年版）に準拠した骨代謝マーカー早わかり Q&A』より

表3　ARONJ発症の全身的リスク因子

- ステロイド薬の投与
- 抗がん剤の投与
- ホルモン療法
- 糖尿病
- 喫煙
- 飲酒
- 高齢者(65歳以上)

ビスフォスフォネート経口薬の服用期間が

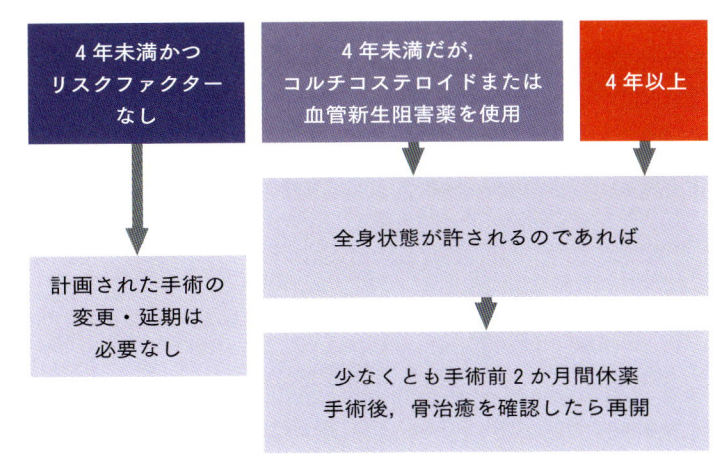

- 4年未満かつリスクファクターなし → 計画された手術の変更・延期は必要なし
- 4年未満だが,コルチコステロイドまたは血管新生阻害薬を使用
- 4年以上

→ 全身状態が許されるのであれば → 少なくとも手術前2か月間休薬　手術後,骨治癒を確認したら再開

図2　ビスフォスフォネート系薬剤投与用中の患者の休薬について。2014年のAAOMS(米国口腔顎顔面外科学会)ポジションペーパーの本文よりチャートを作成

参考文献

1. 日本高血圧学会高血圧治療ガイドライン作成委員会(編). 高血圧治療ガイドライン2009. 東京：日本高血圧学会.
2. 高血圧治療ガイドライン2009：Minds 医療情報サービス. http://minds.jcqhc.or.jp/index.aspx
3. 金子譲. 血管収縮薬(局所麻酔薬添加)とその使い方. 日歯医師会誌. 1996；48：4-18.
4. 大屋祐輔. 特殊条件下高血圧の治療. Mebio. 2009；26(6)：101-109.
5. 小谷順一郎：高齢者歯科医療を行うにあたってのリスク評価. 日歯医師会誌. 2009；62：23-27.
6. 西田百代. イラストでわかる有病高齢者歯科治療のガイドライン. 第1版3刷. 東京：クインテッセンス出版, 2008.
7. 小川聡, 井上博(編)：標準循環器病. 第1版. 東京：医学書院, 2001.
8. 日本循環器学会, 日本心臓病学会, 日本心電学会, 日本心臓ペーシング・電気生理学会, 日本小児循環器学会. 不整脈薬物治療に関するガイドライン. www.j-circ.or.jp/guideline/pdf/JCS2004_kodama_d.pdf
9. 夫馬吉啓, 守田誠吾ら：ICD 植え込み患者6例の抜歯経験. 日有病歯誌. 2012；21：67-72.
10. 中村茂夫：歯科治療において特に注意が必要な基礎疾患. 糖尿病編. 広島歯科医学雑誌. 2010；37；110-113.
11. 日本糖尿病学会(編)：科学的根拠に基づく糖尿病診療ガイドライン2010. 東京：南江堂, 2010.
12. 平野治朗：糖尿病患者の歯周治療. 日本歯科評論. 2011；71(827)：41-54.
13. 見崎徹：血糖値測定の必要性及び検査所見と全身疾患の関連. Dental Diamond. 2010；38-41.
14. 日本循環器学会. 循環器疾患における抗凝固・抗血小板療法に関するガイドライン(2002-2003年度合同研究班報告). Circulation Journal. 2004；68, Suppl. IV：1153-1219.
15. 日本有病者歯科医療学会, 日本口腔外科学会, 日本老年歯科医学会(編). 科学的根拠に基づく抗血栓療法患者の抜歯に関するガイドライン2010年版. 第1版. 東京：学術社, 2010.
16. 今井裕, 矢郷香：抗血栓療法患者に対する抜歯時の対応について, 科学的根拠に基づくガイドラインの作成にあたり. 日歯医師会誌. 2011；63：941-949.
17. 朝波惣一郎, 王宝禮, 矢郷香：これならわかるビスフォスフォネートと抗血栓薬投与患者への対応. 東京：クインテッセンス出版, 2010.
18. 日本循環器学会. 循環器病の診断と治療に関するガイドライン2006・2007年改訂版. http://www.j-circ.or.jp/guideline/index.htm
19. 日本循環器学会. 感染性心内膜炎の診断と治療に関するガイドライン2008改訂版. http://www.j-circ.or.jp/guideline/index.htm
20. 折茂肇(監修)：骨粗鬆症の予防と治療ガイドライン2011年版(ダイジェスト版). 東京：ライフサイエンス出版, 2012；1-37.
21. 日本骨粗鬆症学会, 骨代謝マーカー検討委員会(監修). 骨代謝マーカーの適正使用ガイドライ(2012年版)に準拠した骨代謝マーカー早わかり Q&A. 東京：ライフサイエンス出版, 2012；8-18.
22. 内山真一郎：脳卒中-見逃さない, あきらめない. 別冊NHK今日の健康. 東京：NHK出版, 2010；12-33.
23. 飯嶋睦：脳神経治療薬, 神経疾患患者の治療時における留意点. 日有病歯誌. 2012；21：3-8.
24. 水野美邦, 服部信孝. 孤発型パーキンソン病. 神経内科ハンドブック, 鑑別診断と治療. 第4版. 東京：医学書院, 2010；938-958.
25. パーキンソン病治療ガイドライン作成委員会(編). パーキンソン病治療ガイドライン2011. 東京：医学書院, 2011；96-100.
26. 大熊泰之：てんかん. 神経内科ハンドブック, 鑑別診断と治療. 第4版. 東京：医学書院, 2010；187-213.
27. 池田学, 橋本衛：概論. 認知症学 上, 認知症の症候学. 日本臨床. 2011；69：増刊号 8：291-296.
28. 井田和徳, 堂前尚親, 西田次郎. 歯科のための内科学. 改訂第3版. 東京：南江堂, 2010.
29. 上田裕, 須田英明, 長尾正憲, 道健一. 有病者・高齢者歯科治療マニュアル. 東京：医歯薬出版, 1996.
30. 日本呼吸器学会. COPD(慢性閉塞性肺疾患)診断と治療のためのガイドライン. 第3版. 東京：メディカルレビュー社, 2009.
31. 日本アレルギー学会. アレルギー疾患診断・治療ガイドライン2010. 東京：協和企画, 2010.
32. 高戸毅(監修), 青木茂樹, 近藤壽郎, 森山啓司, 矢作直樹, 山根源之, 渡辺晋一(編). 医師・歯科医師のための口腔診療必携. 東京：金原出版, 1010.
33. 槙野博史, 秋澤忠男(編). 腎疾患・透析最新の治療2011-2013. 東京：南江堂, 2011.
34. 池田康夫, 押味和夫(編). 標準血液病学. 東京：医学書院, 2004.
35. 世界血友病連盟(WFH), 長尾大(訳). 血友病医療のガイドライン. 2005. http://jbpo.or.jp/crossheart/pdf/guideline.pdf
36. 日本血栓止血学会学術標準化委員会血友病部会. インヒビターのない血友病患者の急性出血, 処置・手術における凝固因子補充療法のガイドライン. 2008. http://www.jsth.org/committee/ssc01_13.html
37. 池田康夫(主任研究者), 血小板減少性紫斑病(ITP)における治療ガイドライン(案)の提案-ヘリコバクタピロリ除菌療法の成績を踏まえて. 厚生労働省科学研究費補助金難治性疾患克服事業. 平成16年度総括・分担研究報告書. 血液凝固異常症に関する調査研究(主任研究者). 2000；53-69.
38. 宮坂信之(編集). 関節リウマチ. 日本臨床増刊号. 大阪：日本臨床社, 2010.
39. 宮坂信之(編). 最新医学別冊. 関節リウマチ. 改訂第2版. 大阪：最新医学社, 2008.
40. 竹内勤(編集), 全身性エリテマトーデス. 日本臨床増刊号. 大阪：日本臨床社, 2010.
41. ICHG 研究会(編). 歯科医療における感染予防対策と滅菌・消毒・洗浄. 東京：医歯薬出版, 2002.
42. 林紀夫(編). ウイルス性肝炎. 最新医学別冊. 大阪：最新医学社, 2005.
43. 本田まりこ. 梅毒血清反応(STS, FTA-ABS 法, IgM-FTA-ABS 法, TPHA 法). 日本臨床増刊号. 広範囲血液・尿化学検査・免疫学的検査. 2010.
44. 日本性感染症学会. 性感染症診断・治療ガイドライン. 日本性感染症学会誌. 2009；11(1)：1-114.
45. 永井良三(監修). 呼吸器研修医ノート. 東京：診断と治療社, 2004.
46. The American Psychiatric Association. DSM-IV-TR 精神疾患の診断・統計マニュアル. 東京：医学書院, 2004.
47. 上島国利(編). 躁うつ病. 最新医学別冊. 大阪：最新医学社, 2003.
48. 三野善央：レッスンとうごうしっちょうしょう. 大阪：メディカ出版, 2004.
49. Benjamin J Sadock, Virginia A Sadock(著), 融道男, 岩脇淳(監訳). カプラン臨床精神医学ハンドブック. DSM-IV-TR 診断基準による診療の手引き. 第3版. 東京：メディカル・サイエンス・インターナショナル, 2007.
50. 藤井彰, 秋元芳明. 新妊婦・授乳婦の歯科治療と薬物療法. 東京：砂書房, 2009.
51. 中村耕三(企画). ロコモティブシンドローム. 週刊医学の歩み. 2011；236：5.
52. 病気と薬パーフェクト BOOK2011. 薬局増刊号. 東京：南山堂, 2011.
53. 矢郷香. ワルファリン服用患者の歯科外科処置における PT-INR 測定器(インレシオ®2)の有用性について. DENTALmagazine. 2012；141：40-43.
54. 日本骨代謝学会, 日本骨粗鬆症学会, 日本歯科放射線学会, 日本歯周病学会, 日本口腔外科学会. ビスフォスフォネート関連顎骨壊死に対するポジションペーパー. J. Bone Metab. 2010；28.

55. 日本有病者歯科医療学会，日本口腔外科学会，日本老年歯科医学会・編．科学的根拠に基づく抗血栓療法患者の抜歯に関するガイドライン　2015年改訂版．東京：学術社，2015．

56. 柴原孝彦，岸本裕充，矢郷香，野村武史・著．薬剤・ビスフォスフォネート関連顎骨壊死　MRONJ・BRONJ：最新　米国口腔顎顔面外科学会と本邦の予防・診断・治療の指針．東京：クインテッセンス出版，2016．

プロフィール

矢郷　香
Yago Kaori

1986年　東京歯科大学卒業
2010年　慶應義塾大学医学部歯科・口腔外科専任講師
2011年　国際医療福祉大学三田病院歯科口腔外科部長，准教授
　　　　慶應義塾大学医学部歯科・口腔外科学教室　非常勤講師

＜資格＞
日本口腔外科学会専門医・指導医
日本有病者歯科医療学会指導医
日本小児口腔外科学会指導医
日本顎顔面インプラント学会指導医
日本がん治療認定医機構暫定教育医(歯科口腔外科)

＜主な著書＞
『口腔外科ハンドマニュアル'12』クインテッセンス出版，2012年(共著)
『薬'12/'13歯科　疾患名から治療薬と処方例がすぐわかる本』クインテッセンス出版，2012年(共著)
『口腔外科ハンドマニュアル'11』クインテッセンス出版，2011年(共著)
『抗血栓療法ハンドブック』中外医学社，2011年(共著)
『これならわかるビスフォスフォネート抗血栓薬投与患者への対応』クインテッセンス出版，2011年(共著)
『口腔外科ハンドマニュアル'10』クインテッセンス出版，2010年(共著)
『薬'10/'11』クインテッセンス出版，2010年(共著)
『薬'08/'09歯科　疾患名から治療薬と処方例がすぐわかる本』クインテッセンス出版，2008年(共著)
『抗血栓療法患者の抜歯―臨床Q&A―服薬を継続した安全な歯科治療』医学情報社，2008年(共著)
『ピンポイントで読むチームのための有病者歯科医療』クインテッセンス出版，2008年(共著)
『抗凝固薬の適正な使い方　第2版』医歯薬出版，2008年(共著)
『標準治療2006―2007　第3版』日本医療企画，2006年(共著)
『口腔外科ハンドマニュアル'06』クインテッセンス出版，2006年(共著)
『口腔外科ハンドマニュアル'05』クインテッセンス出版，2005年(共著)

片倉　朗
Katakura Akira

1985年　東京歯科大学卒業
2000年　東京歯科大学口腔外科学第一講座講師
2003年　アメリカカリフォルニア大学ロサンゼルス校留学
2008年　東京歯科大学口腔外科学講座准教授
2011年　東京歯科大学　オーラルメディシン・口腔外科学講座教授
　　　　東京歯科大学市川総合病院　歯科・口腔外科部長

＜資格＞
日本口腔外科学会指導医
日本老年歯科医学会指導医
日本口腔診断学会指導医
日本顎顔面インプラント学会指導医
日本がん治療認定医機構暫定教育医(歯科口腔外科)
インフェクション コントロール ドクター(日本感染症学会)

＜主な著書＞
『薬'12/'13歯科　疾患名から治療薬と処方例がすぐわかる本』クインテッセンス出版，2012年(共著)
『サクシント口腔外科　第3版』学建書院，2011年(共著)
『口腔外科ハンドマニュアル'10　日本口腔外科学会編』クインテッセンス出版，2010年(共著)
『歯科疾患別治療薬'10/'11』クインテッセンス出版，2010年(共著)
『医師・歯科医師のための口腔診療必携』金原出版，2010年(共著)
『イラストでみる口腔外科手術』クインテッセンス出版，2010年(共著)
『歯科疾患別治療薬'08/'09』クインテッセンス出版，2007年(共著)
『口腔がん検診　どうするの、どう診るの』クインテッセンス出版，2007年(共著)
『歯科衛生士のための感染予防スタンダード』医歯薬出版，2006年(共著)
『薬06/07口腔疾患からみる治療薬と処方例』クインテッセンス出版，2005年(共著)
『標準口腔外科学　第3版』医学書院，2004年(共著)
『最新歯科麻酔ハンドブック』日本歯科評論社，2001年(共著)
『歯科臨床研修マニュアル』医歯薬出版，1997年(共著)

飯嶋　睦
Iijima Mutsumi

1987年　東京女子医科大学医学部卒業
1991年　東京女子医科大学医学部大学院卒業
1991年　東京女子医科大学神経内科助手
2000年〜2002年　国立障害者リハビリテーションセンター研究所 研究員
2004年　東京女子医科大学神経内科 准講師
2007年　同　講師
2012年　同　准教授
2018年　同　臨床教授

＜資格＞
日本神経学会認定医
日本内科学会認定内科医・専門医
日本脳卒中学会専門医
日本頭痛学会専門医
日本臨床神経生理学会　脳波・筋電図認定医

＜主な著書＞
『すべての内科医が知っておきたい神経疾患の診かた、考え方とその対応』羊土社，2013年（共著）
『あなたも名医　ここを押さえる！パーキンソン病診療』日本医事新報社，2012年（共著）
『神経内科　臨床神経生理学的検査マニュアル』科学評論社，2006年（共著）

朝波惣一郎
Asanami Soichiro

1966年　東京歯科大学卒業
1984年　慶應義塾大学医学部歯科・口腔外科助教授
1988年　西独マインツ大学顎顔面外科留学
1999年　中国遼寧中医大学客員教授
2007年　国際医療福祉大学三田病院歯科口腔外科教授
2011年　国際医療福祉大学臨床医学研究センター教授
2012年　国際医療福祉大学客員教授

＜資格＞
日本口腔外科学会専門医・指導医
日本顎顔面インプラント学会指導医
日本有病者歯科医療学会指導医

＜主な著書＞
『薬'12／'13』クインテッセンス出版，2012年（共編著）
『イラストでみる口腔外科手術』クインテッセンス出版，2011年（共編著）
『口腔外科ハンドマニュアル'11』クインテッセンス出版，2011年（共編著）
『薬'10／'11』クインテッセンス出版，2010年（共編著）
『薬'08／'09』クインテッセンス出版，2008年（共編著）
『薬'06／'07』クインテッセンス出版，2005年（共編著）
『日常歯科臨床のこんなときどうする口腔外科編』，クインテッセンス出版，2004年（共著）
『智歯の抜歯ナビゲーション』クインテッセンス出版，2003年（共著）
『インプラント治療に役立つ外科基本手技』クインテッセンス出版，2000年（共著）
『歯科医院の院内感染の予防と対策』クインテッセンス出版，1995年
『歯科臨床医のためのやさしい薬物療法』第一歯科出版，1992年
『Expert Third Molar Extraetions』Quintessence Publishing，1990年（共著）
『コアテキスト口腔外科学』広川書店，1989年（共著）
『手際のいい智歯の抜歯』クインテッセンス出版，1988年（共著）
『口腔損傷の実践』デンタルフォーラム社，1988年
『抜歯に強くなる本』クインテッセンス出版，1985年